Björn Tanski

Burnout in der stationären Altenpflege

University of Applied Sciences
APOLLON
University Press

APOLLON SCHRIFTENREIHE ZUR GESUNDHEITSWIRTSCHAFT ▪ BAND 6

1. Auflage 2014

Projektmanagement und Lektorat: Franziska Riedel, Bremen
Korrektorat: Astrid Labbert, Bremen
Umschlaggestaltung, Layout, Satz: Ilka Lange, Hückelhoven
Coverfoto: Fotolia © Alexander Raths
Printed in Germany

Bibliografische Information der Deutschen Nationalbibliothek
Die Deutschen Nationalbibliothek verzeichnet diese Publikation in der Deutschen Nationalbibliografie. Detaillierte bibliografische Daten sind abrufbar unter: htpp://dnb.d-nb.de

ISBN: 978-3-943001-11-2

www.apollon-hochschulverlag.de

Björn Tanski

Burnout in der stationären Altenpflege

APOLLON SCHRIFTENREIHE ZUR GESUNDHEITSWIRTSCHAFT

University of Applied Sciences
APOLLON
University Press

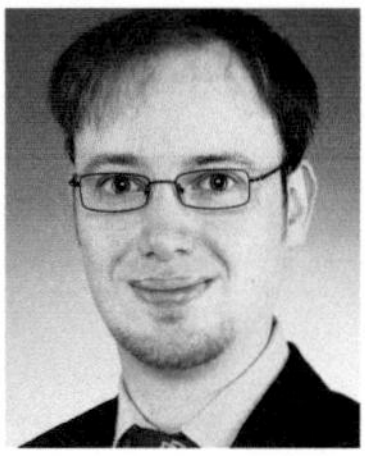

Björn Tanski

(geb. 1981) konnte während seines Zivildiensts bei einer Hilfsorganisation im Bereich des Krankentransports und Rettungsdienstes erste praktische Erfahrungen im Gesundheitswesen sammeln. Es folgte die Ausbildung zum Sozialversicherungsfachangestellten. Bei zwei gesetzlichen Krankenkassen eignete er sich in seiner bis dato andauernden Tätigkeit interdisziplinäre Kenntnisse des Leistungs- und Beitragsrechts der Kranken- und Pflegeversicherung an. Im Rahmen seines fortlaufenden Ehrenamts im Rettungsdienst absolvierte er berufsbegleitend die Berufsausbildung zum Rettungsassistenten. In der Zeit von Mai 2008 bis Mai 2013 erfolgte ein berufsbegleitendes Studium der Gesundheitsökonomie an der APOLLON Hochschule der Gesundheitswirtschaft mit dem Abschluss Bachelor of Arts, um die bestehenden Kenntnisse im Gesundheitswesen weiter zu vertiefen.

Inhalt

Vorwort

Burnout und Depressionen entwickeln sich immer mehr zu den Volkskrankheiten des 21. Jahrhunderts. Dabei steht die Burnout-Symptomatik in einem engen Zusammenhang mit dem zunehmenden Wettbewerb, der demografischen Entwicklung und der damit verbundenen Arbeitsverdichtung. Insbesondere Menschen in helfenden Berufen und damit auch Pflegekräfte in der stationären Altenpflege sind von diesem Phänomen betroffen, wie Björn Tanski es in seiner Arbeit *Burnout in der stationären Altenpflege* eindrucksvoll beschreibt.

Die aktuellen Zahlen psychischer Erkrankungen und die beschriebenen Hintergründe zum Thema Burnout in der Altenpflege (in Kapitel 1 und 2) sowie die im Hauptteil detaillierte Beschreibung möglicher Einflussfaktoren (in Kapitel 3) unterstreichen, wie wichtig die intensive Auseinandersetzung mit dieser gesellschaftlich bedeutenden Thematik ist. So gelingt es Björn Tanski, die in der Einleitung definierte zentrale Fragestellung „Was sind tätigkeitsbedingte Ursachen von Burnout bei professionellen Pflegekräften in der stationären Altenpflege und wie kann man diesen entgegenwirken?" in nachvollziehbarer Weise zu beantworten. Im Rahmen der Beantwortung wird nicht nur der aktuelle Status quo transparent gemacht, sondern werden zudem praxisorientierte Lösungsansätze auf Mikro-, Meso- und Makroebene (Kapitel 5) geliefert. Dabei zeichnet sich die Arbeit durch eine hohe interdisziplinäre Herangehensweise, einen schlüssigen Aufbau, inhaltliche Präzision und eine prägnante Präsentation der Ergebnisse aus. Die stringente Argumentation und intensive Einbeziehung wissenschaftlicher Literatur spiegelt die engagierte Durchdringung der komplexen Thematik und systematischen Zusammenführung der unterschiedlichen Diskurse innerhalb der Stressforschung wider. Sprachlich und stilistisch ist die Arbeit wissenschaftlich und kompakt und durch den Einsatz zahlreicher Abbildungen für den interessierten Leser sehr lesefreundlich gestaltet.

Daher bietet die vorliegende Publikation einen fundierten theoretischen Einblick in das sinnvoll eingegrenzte Thema „Burnout in der Altenpflege" und ist für Theoretiker und Praktiker gleichermaßen geeignet, um einen Überblick über die vielfältigen und wesentlichen Determinanten des Phänomens Stress im pflegerischen Berufsfeld zu erhalten. Da ein besseres Verständnis die Grundlage für eine wünschenswerte Verbesserung der Rahmenbedingungen für pflegerische Kräfte darstellt, ist zu hoffen, dass die vorliegende Arbeit eine große Leserschaft erreicht. Denn die wertvolle Arbeit, die Pflegekräfte in unserem Gesundheitswesen leisten, stellt eine wesentliche Säule der medizinischen Versorgung dar.

Prof. Dr. Viviane Scherenberg, MPH

Dekanin für den Bereich Prävention und Gesundheitsförderung an der

APOLLON Hochschule der Gesundheitswirtschaft

Einleitung

Stand Dezember 2009 waren in der Bundesrepublik 2,34 Millionen Menschen pflegebedürftig im Sinne des Elften Sozialgesetzbuches (SGB XI). 699.672 davon befanden sich in vollstationärer Versorgung.[1] Aufgrund eines multikausalen Geflechts, das sich u. a. aus dem demografischen Wandel, den soziokulturellen Faktoren (wie dem zunehmenden Trend zu Single- und Ein-Eltern-Haushalten), aus veränderten Rollenverständnissen, dem zunehmenden Grad an Pflegebedürftigkeit sowie neuen Erkenntnissen und Anforderungen zusammensetzt,[2] wird der Versorgungsbedarf im stationären Bereich weiterhin quantitativ und qualitativ stark ansteigen.

Doch schon heute kann – als Umschreibung für den bestehenden Fachkräftemangel,[3] die gesundheitliche Situation des Personals sowie die erzielte Pflegequalität[4] – von einem Pflegenotstand gesprochen werden.

Nach aktuellen Prognosen basierend auf dem Ausgangjahr 2009, werden gemessen am Status quo, d. h. ohne Berücksichtigung der heutigen Versorgungslücke, je nach Szenario bis zum Jahr 2030 in der stationären Pflege zwischen 55.000 und 329.000 Vollzeitkräfte fehlen, was ca. 13 %–46 % des zukünftigen Gesamtbedarfs entspricht.[5] Neben der Problematik der Neuakquisition zeichnet sich des Weiteren ein Phänomen ab, das auch als „Flucht aus der Pflege" bekannt ist.[6] Nach Studienlage sind lediglich 50 % des Pflegepersonals drei Jahre ab Aufnahme der Erstbeschäftigung noch in diesem Berufsfeld tätig.[7]

Zur Gewährleistung einer qualitativen Pflege bedarf es, neben der quantitativen Anzahl, vor allem eines leistungsfähigen und motivierten Personals. Im Rahmen der stationären Altenpflege hat dies einen besonderen Stellenwert, da die Fachkräfte die Hauptbezugspersonen für die Bewohner darstellen. Kennzeichnend für die Altenpflege sind auch die hohen berufsspezifischen Belastungen und die daraus resultierende gesundheitliche Be-

---

1 vgl. DESTATIS (2011), S. 8
2 vgl. Meyer (2006), S. 18; vgl. Zimber et al. (2000), S. 272 f.
3 vgl. Bundesagentur für Arbeit (2012), S. 9
4 vgl. Markward et al. (1994), S. 725
5 vgl. Rothgang et al. (2012), S. 22, 28 u. 52
6 Hasselhorn et al. (2002), S. 2
7 vgl. Behrens et al. (2009), S. 29

einträchtigung des Personals.[8] Der psychische Gesundheitszustand ist um 12 % schlechter und psychosomatische Beschwerden um 44 % verbreiteter als in der übrigen berufstätigen Bevölkerung.[9]

Eine besondere Relevanz hat hierbei das Burnout-Syndrom, das im Rahmen der Nurses' Early Exit-Studie (NEXT-Studie) bei ca. 44 % des befragten Personals in Alten- und Pflegeheimen nachgewiesen wurde und als Folge der Belastungssituation gilt.[10] Neben der hohen Korrelation des Wunsches der Betroffenen den Beruf zu verlassen,[11] verdeutlicht Maslachs Definition in Form der Trias

- emotionale Erschöpfung
- verminderte Leistungsfähigkeit und
- Depersonalisation (gleichgültige Einstellung gegenüber der Arbeit und den Klienten)[12]

die konfliktäre Relation zwischen der Erzielung von Pflegequalität und dem Vorliegen des Burnout-Syndroms, da nicht nur die medizinisch-pflegerische Komponente, sondern insbesondere die psychosoziale Betreuung maßgebend ist.[13] Voraussetzungen sind ehrliches Interesse an der Person, Empathie, Zuwendung, Wertschätzung und Respekt[14], was de facto eine Umkehrung der o. g. Definition darstellt.

Die gesundheitsökonomische Relevanz ergibt sich aus den wechselseitigen Folgen von Burnout in diesem Kontext. Personal sowie Bewohner sind prima facie gefährdet von einem potenziellen Verlust an Lebensjahren und -qualität. Neben diesem intangiblen Aspekt können sich Folgekosten für beispielsweise Behandlungen, erhöhte Versorgungsbedarfe sowie, mit Fokus auf die Pflegekräfte, für Entgeltersatzzahlungen oder Verrentungen bedingen. Die Pflegeheime als Unternehmen sind aufgrund vermehrter Fluktuationen, erhöhter Krankenstände und den daraus resultierenden direkten (z. B.

8 vgl. Zimber et al. (2000), S. 272
9 vgl. Berger et al. (2003), S. 7
10 vgl. Simon et al. (2005), S. 46 f.
11 ebd.
12 vgl. Maslach et al. (2001), S. 403
13 vgl. Zimber et al. (2000), S. 272
14 vgl. Seel/Hurling (2005), S. 80

für Akquisition, Kompensation, Entgeltfortzahlung) und indirekten Kosten (z. B. Verlust der Attraktivität als Arbeitgeber und Dienstleister)[15] ebenfalls wirtschaftlich dysfunktional beeinträchtigt.

Die vorliegende Arbeit gibt einen Überblick über Burnout und stellt die konkreten Faktoren der Tätigkeit in der stationären Altenpflege dar, die das Auftreten von Burnout bei professionellen Pflegekräften begünstigen oder bedingen können. Folgende konkrete Frage wird dabei beantwortet:

- Was sind die tätigkeitsbedingten Ursachen von Burnout bei professionellen Pflegekräften in der stationären Altenpflege und wie lässt sich diesen entgegenwirken?

Grundmethodik der Arbeit ist eine Literaturanalyse. Im Rahmen der Recherche wird auf folgende Datenbanken zurückgegriffen: Google (allgemein, books und scholar), Online Public Access Catalogue (OPAC) der Ruhr-Universität Bochum, Deutsches Institut für Medizinische Dokumentation und Information (DIMDI), Statistisches Bundesamt (DESTATIS) und Springer. Hierbei finden die folgenden Suchbegriffe Verwendung: Burnout, Modelle, Theorien, Studien, Ursachen, Altenpflege, Altenhilfe, Pflege, stationäre Pflege, Arbeitsbelastungen, Belastungen. Je nach situativem Suchkontext werden die Begriffe alleinstehend verwendet oder mit der Suchfunktion „und" kombiniert. Die daraus resultierenden Ergebnisse werden gesichtet und hinsichtlich ihrer Relevanz zur Beantwortung der Forschungsfrage analysiert. Eine direkte Relevanz ergibt sich aus der unmittelbaren Themenbezogenheit; eine indirekte durch Verweise auf andere Quellen im Text sowie im Literaturverzeichnis. Durch den sich erschließenden Kontext ergeben sich wiederum andere spezifische Suchbegriffe, die nach o. g. Schema Verwendung finden.

Im ersten Kapitel erfolgt zunächst die Darstellung der verschiedenen Aspekte des Burnout-Syndroms. Neben Definitionsansätzen, Theorien und dem Verlauf der Krankheit wird der aktuelle Stand der Burnout-Forschung dargelegt. Im zweiten Kapitel liegt der Fokus auf dem Berufsfeld der Altenpflege. Unter Berücksichtigung der Historie wird die Tätigkeit charakterisiert und nachfolgend die Motivation für den Beruf dargestellt. Kapitel drei verbindet

15 vgl. Wehner et al. (2010), S. 25

die Anfangskapitel und ist damit Kern der eigentlichen Thematik. Unter Berücksichtigung der Rahmenbedingungen wird die Tätigkeit in der Altenpflege auf Auslöser oder Katalysatoren mittels interdisziplinärer Literatur durchleuchtet. Die Abhandlung schließt mit einem Resümee in Kapitel vier und Handlungsempfehlungen in Kapitel fünf.

Obgleich sich die Inhalte der vorliegenden Arbeit in gleichem Maße sowohl auf Frauen als auf Männer beziehen, wird aus Gründen der besseren Lesbarkeit und aufgrund des Umstands, dass 85 % der Beschäftigten in der stationären Altenpflege weiblichen Geschlechts sind,[16] die weibliche Form für die Personenbezeichnungen gewählt. Die männliche Form wird dabei stets mitbedacht, wenn kein expliziter anderweitiger Hinweis erfolgt.

16 vgl. DESTATIS (2011), S. 15

1 Burnout: Geschichte, Ursachen und Forschungsansätze

Im Folgenden werden auszugsweise der Werdegang von Burnout als psychologisches Phänomen, Definitionsansätze, Erscheinungsformen, grundlegende Erklärungsansätze sowie der Stand der Forschung dargestellt.

1.1 Geschichtsauszüge und Definitionsansätze

Im Hinblick auf die Symptomatik sowie den Zusammenhang mit beruflichen Stresszuständen handelt es sich bei Burnout, obgleich nicht unter dieser Namensgebung, um kein neu umschriebenes Phänomen. Die Burnout-Literatur verweist u. a. auf die biblische Geschichte des Propheten Elias, der sich, nach einer Reihe von Erfolgen angesichts einer drohenden Niederlage verzweifelt, nach dem Tode sehnt und in einen tiefen Schlaf verfällt sowie auf die literarische, zahlreiche Burnout-Züge aufweisende Figur des Senators Thomas Buddenbrook in Thomas Manns Roman „Buddenbrooks".[17] Die erste namentliche Erwähnung eines Burnouts als psychologisches Phänomen wird Bradleys Artikel aus dem Jahre 1969 zugeschrieben, der die gesundheitlichen Auswirkungen der Tätigkeit mit straffälligen Jugendlichen auf das Personal abhandelt.[18]

Als Initiator der wissenschaftlichen Diskussion gilt der Psychoanalytiker Herbert J. Freudenberger, der 1974 in seinem Artikel „Staff Burn-Out" im Journal of Social Issues über seine Beobachtungen und Selbsterfahrungen im Rahmen einer ehrenamtlichen Tätigkeit in einer Selbsthilfe- und Kriseninterventionseinrichtung berichtete. Er beschreibt bei den dort eingesetzten, sehr engagierten und verantwortungsbewussten Mitarbeitern das Auftreten von physischen und psychischen Symptomen, wie Erschöpfung, Reizbarkeit, Misstrauen, Sturheit, depressive Verstimmungen sowie negative und zynische Einstellungen zur Arbeit und zu den Klienten.[19] Die Namensgebung „burn-out" für diese Symptomatik wählte Freudenberger aufgrund der

17 vgl. Burisch (2010), S. 4; vgl. 1. Buch der Könige 17–22; vgl. Schmid (2003), S. 23
18 vgl. Bradley (1969), S. 366; vgl. Enzmann/Kleiber (1990), S. 11; vgl. Kranich (2011), S. 98
19 vgl. Freudenberger (1974), S. 160; vgl. Reiners-Kröncke et al. (2010), S. 10

Wörterbuchdefinition („to fail, wear out, or become exhausted by excessive demands on energy, strength, or resources"[20]) dieses umgangssprachlichen Begriffs, der ursprünglich z. B. den Ausfall von Motoren oder das Ausbrennen von Glühbirnen bezeichnete. Die analoge Verwendung betrachtet Freudenberger als angemessen.[21]

Christina Maslach, eine auf dem Gebiet ebenfalls renommierte Sozialpsychologin, nahm 1976 die Burnout-Forschung auf und bezeichnete diese Ära als Pionierphase der Burnout-Forschung. Anfang der 1980er-Jahre läutete Maslach, gemeinsam mit Susan Jackson, die empirische Phase ein.[22] Allerdings stieß sie bis zur Veröffentlichung des Maslach Burnout Inventorys im Jahr 1981 auf Widerstände seitens der Verlage und erhielt ihre Manuskripte ungelesen mit dem Vermerk zurück, dass es sich um „Pop-Psychologie" handele.[23] Maslach definiert Burnout durch das Vorliegen der Trias

- emotionale Erschöpfung (emotional exhaustion),
- Depersonalisation und
- Leistungs(un)zufriedenheit (personal accomplishment).[24]

Zur Messung des Vorliegens von Burnout im o. g. Sinne wurde 1981 das Maslach Burnout Inventory (MBI) entwickelt. Es liegt bis heute in verschiedenen Versionen für einzelne Berufszweige vor, z. B. MBI Human Services Survey (MBI-HSS), MBI Educators Survey (MBI-ES), MBI General Survey (MBI-GS), und findet bei ca. 90 % der empirischen Erhebungen Verwendung.[25] Tabelle 1.1 zeigt die einzige von Maslach akkreditierte deutsche Version von Büssing/Perrar.[26]

---

20 Freudenberger (1974), S. 159; Übersetzung des Verfassers: zu scheitern, verschleißen oder erschöpfen aufgrund exzessiver Beanspruchung von Energie, (Widerstands-)Kraft oder Ressourcen

21 vgl. Hillert/Marwitz (2006), S. 31

22 vgl. Maslach et al. (2001), S. 399 ff.; vgl. Burisch (2010), S. 51

23 Maslach/Jackson (1984), S. 139

24 vgl. Maslach et al. (2001), S. 402 f.; Anmerkung: Der Begriff der Leistungs(un)zufriedenheit entstammt der Terminologie des Psychologen Prof. Dr. Matthias Burisch (vgl. Burisch, 2010, S. 34). Er gilt als einer der führenden deutschen Burnout-Forscher (vgl. Driller, 2008, S. 10).

25 vgl. Maslach/Jackson (1981), S. 18ff; vgl. Maslach et al. (2001), S. 401; vgl. Rösing (2011), S. 45; vgl. Burisch (2010), S. 51

26 vgl. Maslach et al. (2001), S. 412; vgl. Burisch (2010), S. 34

Item	Häufigkeit von 1 (nie) bis 6 (sehr häufig)	Faktoren
Ich fühle mich durch meine Arbeit ausgebrannt.		emotionale Erschöpfung
Der direkte Kontakt mit Menschen bei meiner Arbeit belastet mich zu stark.		emotionale Erschöpfung
Den ganzen Tag mit Menschen zu arbeiten, ist für mich wirklich anstrengend.		emotionale Erschöpfung
Ich fühle mich von den Problemen meiner Patienten persönlich betroffen.		Betroffenheit
Ich glaube, dass ich manche Patienten so behandle, als wären sie unpersönliche Objekte.		Depersonalisation
Ich fühle mich durch meine Arbeit emotional erschöpft.		emotionale Erschöpfung
Ich habe das Gefühl, dass ich durch meine Arbeit das Leben anderer Menschen positiv beeinflusse.		persönliche Erfüllung
Ich bin in guter Stimmung, wenn ich intensiv mit meinen Patienten gearbeitet habe.		persönliche Erfüllung
Ich glaube, dass ich nicht weiter weiß.		emotionale Erschöpfung
Bei der Arbeit gehe ich mit emotionalen Problemen ziemlich gelassen um.		persönliche Erfüllung
Ich habe ein unbehagliches Gefühl wegen der Art und Weise, wie ich manche Patienten behandelt habe.		Betroffenheit
Am Ende eines Arbeitstages fühle ich mich verbraucht.		emotionale Erschöpfung
Es ist leicht für mich, eine entspannte Atmosphäre mit meinen Patienten herzustellen.		persönliche Erfüllung
Ich fühle mich wieder müde, wenn ich morgens aufstehe und den nächsten Arbeitstag vor mir habe.		emotionale Erschöpfung
In vieler Hinsicht fühle ich mich ähnlich wie meine Patienten.		Betroffenheit

Item	Häufigkeit von 1 (nie) bis 6 (sehr häufig)	Faktoren
Ich fühle mich sehr tatkräftig.		persönliche Erfüllung
Ich gehe ziemlich erfolgreich mit den Problemen meiner Patienten um.		persönliche Erfüllung
Ich habe das Gefühl, dass ich an meinem Arbeitsplatz zu hart arbeite.		emotionale Erschöpfung
Ich fühle mich durch meine Arbeit frustriert.		emotionale Erschöpfung
Ich habe das Gefühl, dass mir Patienten die Schuld für einige ihrer Probleme geben.		Depersonalisation
Ich habe in meiner Arbeit viele lohnenswerte Dinge erreicht.		persönliche Erfüllung
Ich befürchte, dass diese Arbeit mich emotional verhärtet.		Depersonalisation
Es fällt mir leicht, mich in meine Patienten hineinzuversetzen.		persönliche Erfüllung
Es macht mir nicht wirklich viel aus, was mit manchen Patienten passiert.		Depersonalisation
Seitdem ich diese Arbeit ausübe, bin ich gefühlloser im Umgang mit andern Menschen geworden.		Depersonalisation

Tabelle 1.1: MBI-D nach Büssing/Perrar mit Angabe der gemessenen Dimensionen (vgl. Büsing/Perrar, 1994, S. 23)

Mitte der 1990er-Jahre wurde die empirische Phase von der bis heute andauernden Phase der Methodenintegration mit Schwerpunkt auf der Gesundheitsforschung und qualitativen Methodik abgelöst.[27] Im Laufe der Zeit wurde eine Vielzahl von weiteren Definitionen entwickelt, doch gibt es bis heute keinen Konsens.[28] Hillert und Marwitz haben die Anzahl vorliegender Burnout-Definitionen schon 2006 auf einen dreistelligen Bereich geschätzt, woraus im Folgenden lediglich exemplarische Beispiele aufgeführt werden.[29]

27 vgl. Schmid (2003), S. 36
28 vgl. Burisch (2010), S. 14; vgl. Wagner (1993), S. 2
29 vgl. Hillert/Marwitz (2006), S. 280

Cherniss, ebenfalls ein Pionier der Burnout-Forschung, definiert Burnout als Prozess, in dessen Rahmen sich ein originär engagierter Mitarbeiter als Reaktion auf die Belastung und Beanspruchung im Beruf von seiner Arbeit zurückzieht.[30]

Nach Pines et al. handelt es sich um einen Zustand der körperlichen, emotionalen und geistigen Erschöpfung. Hierbei differenzieren sie zwischen Überdruss, der jeden durch jegliche Form chronischer Belastungen (geistig, körperlich, emotional) ereilen kann und Ausbrennen, was lediglich durch den langfristigen, emotionalen Einsatz für andere Menschen entstehen kann und Überdruss beinhaltet.[31]

Fengler definiert Burnout als einen schleichend beginnenden oder abrupt einsetzenden Erschöpfungszustand der körperlichen, geistigen oder gefühlsmäßigen Art.[32]

Schaufeli und Enzmann definieren Burnout folgendermaßen:

> *„Burnout ist ein dauerhafter, negativer, arbeitsbezogener Seelenzustand ‚normaler' Individuen. Er ist in erster Linie von Erschöpfung gekennzeichnet, begleitet von Unruhe und Anspannung (distress), einem Gefühl verringerter Effektivität, gesunkener Motivation und der Entwicklung disfunktionaler Einstellungen und Verhaltensweisen bei der Arbeit. Diese psychische Verfassung entwickelt sich nach und nach, kann dem betroffenen Menschen aber lange unbemerkt bleiben. Sie resultiert aus einer Fehlpassung von Intentionen und Berufsrealität. Burnout erhält sich wegen ungünstiger Bewältigungsstrategien, die mit dem Syndrom zusammenhangen, oft selbst aufrecht."*[33]

Diese Definition ist laut Burisch eine der geschliffensten.[34]

1.2 Verlauf und Symptome

Bereits aus den genannten Definitionen wird deutlich, dass bzgl. des Verlaufs (Zustand, Prozess, entweder/oder) sowie der Symptome ebenfalls un-

30 vgl. Cherniss (1980), S. 16
31 vgl. Pines et al. (2006), S. 25
32 vgl. Fengler (2002), S. 103
33 Schaufeli/Enzmann (1998), S. 36
34 vgl. Burisch (2010), S. 19

terschiedliche Auffassungen vorliegen. An dieser Stelle werden exemplarisch drei Verläufe dargestellt.

Freudenberger beschreibt in seinem o. g. Artikel „Staff Burn-Out", dass der Erschöpfungszustand ein Jahr ab Beschäftigungsaufnahme eintritt und zweiphasig verläuft. Die Betroffenen fallen neben den bereits aufgeführten physischen und psychischen Symptomen (z. B. Erschöpfung, Reizbarkeit, Misstrauen und Sturheit), durch häufiges, starkes Weinen und Schreien (empfindendes Stadium) sowie durch die Entwicklung von gegen die Klienten und Kollegen gerichteten, paranoiden Wahnvorstellungen auf (empfindungsloses Stadium). Die Paranoia kann sich zu einem Gefühl der Omnipotenz entwickeln, wodurch der Betroffene glaubt, dass nur er allein das Richtige tun kann und sich dadurch selbst weiter verausgabt.[35] Später revidierte Freudenberger seine Auffassung hinsichtlich des zeitlichen Verlaufs und beschrieb mit Gail North in dem gemeinsam verfassten Buch „Burn-out bei Frauen" einen zwölfteiligen Zyklus bzgl. des Fortschreitens von Burnout. Abbildung 1.1 zeigt diesen zwölfphasigen Burnout-Zyklus nach Freudenberger und North.[36]

35 vgl. Freudenberger (1974), S. 160
36 vgl. Freudenberger/North (2011), S. 123

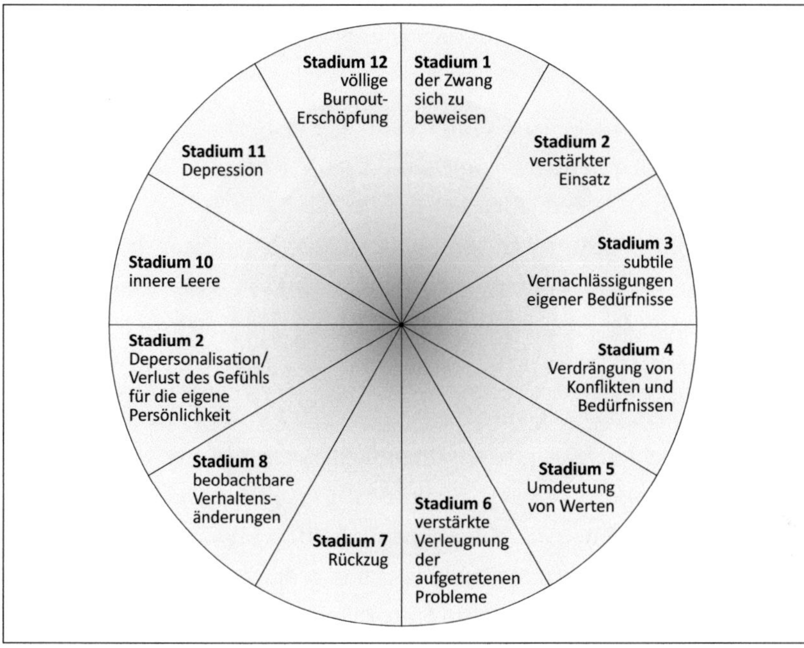

Abbildung 1.1: Burnout-Zyklus nach Freudenberger (Freudenberger/North, 2011, S. 123)

Nach Maslach hingegen ist der Burnout-Prozess dreistufig und äußert sich durch die Trias ihrer Definition. Initial tritt die *Erschöpfung* im Sinne einer emotionalen und körperlichen Entkräftung auf. Es folgt die *Depersonalisierung*, die sich durch die gleichgültige Einstellung gegenüber der Arbeit und den Klienten äußert. Durch den Eintritt der *Leistungs(un)zufriedenheit* in Verbindung mit sinkender Arbeitseffizienz wird die dritte Dimension von Burnout erfüllt.[37]

Burisch führt als Ergebnis seiner Literaturanalyse von ca. 200 Studien die 130 häufigsten Symptome auf, die er in Ober- und Unterkategorien unterteilt. Hierbei stellt aber keins ein Kardinalsymptom dar und es müssen nicht alle auftreten. Bezüglich des Verlaufs unterscheidet er sieben dynamische, zueinander in temporaler und/oder kausaler Verbindung stehende Phasen. Es können Phasen übersprungen werden oder chronologisch in anderer

37 vgl. Maslach et al. (2001), S. 403; vgl. Burisch (2010), S. 34

Reihenfolge auftreten. Der Prozess kann gestoppt werden, sich aber auch wiederholen.[38]

1. **Warnsymptome der Anfangsphase:** Die erste Phase ist gekennzeichnet durch erhöhten Energieeinsatz, die Verleugnung der eigenen Bedürfnisse, die Reduktion der sozialen Kontakte auf die Klienten und die freiwillige unbezahlte Mehrarbeit. Bereits in dieser Phase machen sich erste Erschöpfungserscheinungen wie ein allgemeiner Energiemangel, die Unfähigkeit abzuschalten und Unausgeschlafenheit bemerkbar.
2. **Reduziertes Engagement:** In dieser Phase erfolgt ein Rückzug von den Klienten (z. B. größere Distanz, Schuldzuweisung, Dehumanisierung[39]), von der Arbeit (z. B. Verlust von Idealismus, Fehlzeiten, Fluchtfantasien, Verlagerung des Lebensinhalts auf die Freizeit), aber auch von dem privaten Umfeld, was sich u. a. durch emotionale Kälte, Zynismus und den Verlust von Empathie äußern kann.
3. **Emotionale Reaktionen:** Das dritte Stadium ist gekennzeichnet durch das Auftreten depressiver (z. B. Selbstmitleid, Apathie, Neigung zum Weinen) und aggressiver (z. B. Reizbar- und Launenhaftigkeit, Konflikte, Schuldzuweisungen) Reaktionen. Welche der beiden Formen auftritt, ist abhängig von der Schuldattribution. Wird der Grund für die Probleme in sich selbst gesucht (z. B. Eignung), folgt eine depressive Reaktion; wird die Ursache in der Umwelt (z. B. Kollegen, „das System“, Familie) gesehen, werden aggressive Reaktionen auftreten. Auch ein Wechsel der Stimmungslage ist möglich.
4. **Abbau:** In Wechselwirkung mit der o. g. Schuldattribution kommt es in dieser Phase zu einem Abbau der kognitiven Leistungsfähigkeit, der Motivation und der Kreativität. Zudem erfolgt der Verfall in dichotome Denkweisen und der Widerstand gegen Veränderungen jeglicher Art nimmt zu (Entdifferenzierung).

38 vgl. Burisch (2010), S. 25–27, 32 u. 41
39 Anmerkung: Bei der Dehumanisierung wird statt der Person nur noch die Sache gesehen, wie zum Beispiel statt Herr Meier nur noch der Herzinfarkt auf Zimmer X.

5. **Verflachung:** In dieser Phase wird die Anteilnahme an der Umwelt durch die Verflachung des emotionalen (u. a. Gleichgültigkeit), sozialen (z. B. Meidung informeller Kontakte) und geistigen Lebens (z. B. Aufgabe von Hobbys) stark reduziert. Die daraus resultierende Einsamkeit durch den Rückzug von Freunden führt zu einer Verstärkung der vorliegenden Symptomatik.
6. **Psychosomatische Reaktion:** Psychosomatische Reaktionen, wie z. B. veränderte Essgewohnheiten, Kopfschmerzen, Schlafstörungen oder gastrointestinale Beschwerden, zeigen sich bereits parallel zu den Symptomen der Anfangsphase. Der Verbrauch von Suchtmitteln wie Nikotin, Alkohol nimmt zu. Im weiteren Verlauf können sich schwerwiegende Folgekrankheiten manifestieren wie Magengeschwüre oder die koronare Herzkrankheit.
7. **Verzweiflung:** In dieser terminalen Phase hat sich das temporäre Gefühl der Hilflosigkeit zu einem Gefühl der Hoffnungslosigkeit chronifiziert und verdichtet. Symptome sind u. a. suizidale Gedanken (bis hin zur Umsetzung), ein Gefühl der Sinnlosigkeit und eine existenzielle Verzweiflung.[40]

Tabelle 1.2 zeigt abschließend eine Volldarstellung der Symptome nach Phasen.

Phasen		Symptome
1. Warnsymptome der Anfangsphase	a) überhöhter Energieeinsatz	■ Hyperaktivität ■ freiwillige unbezahlte Mehrarbeit ■ Gefühl der Unentbehrlichkeit ■ Gefühl, nie Zeit zu haben ■ Verleugnung eigener Bedürfnisse ■ Verdrängung von Misserfolgen und Enttäuschungen ■ Beschränkung sozialer Kontakte auf Klienten
	b) Erschöpfung	■ nicht abschalten können ■ Energiemangel ■ Unausgeschlafenheit ■ erhöhte Unfallgefahr

40 vgl. Burisch (2010), S. 25-34

Phasen		Symptome
2. reduziertes Engagement	a) für Klienten, Patienten etc.	■ Desillusionierung ■ Verlust positiver Gefühle gegenüber Klienten ■ größere Distanz zu Klienten ■ Meidung von Kontakt mit Klienten und/oder Kollegen ■ Aufmerksamkeitsstörungen in der Interaktion mit Klienten ■ Verschiebung des Schwergewichts von Hilfe auf Beaufsichtigung ■ Schuldzuweisung für Probleme an Klienten ■ höhere Akzeptanz von Kontrollmitteln wie Strafen oder Tranquilizern ■ Stereotypisierung von Klienten, Kunden, Schülern etc. ■ Betonung von Fachjargon ■ Dehumanisierung
	b) für andere allgemein	■ Unfähigkeit zu geben ■ Kälte ■ Verlust von Empathie ■ Verständnislosigkeit ■ Schwierigkeiten, anderen zuzuhören ■ Zynismus
	c) für die Arbeit	■ Verlust von Idealismus ■ Desillusionierung ■ negative Einstellung zur Arbeit ■ Widerwillen und Überdruss ■ Widerstand, täglich zur Arbeit zu gehen ■ ständiges Auf-die-Uhr-sehen ■ Fluchtphantasien ■ Tagträumen ■ Überziehen von Arbeitspausen ■ verspäteter Arbeitsbeginn ■ vorverlegter Arbeitsschluss ■ Fehlzeiten ■ Verlagerung des Schwergewichts auf die Freizeit, Aufblühen am Wochenende ■ höheres Gewicht materieller Bedingungen für die Arbeitszufriedenheit
	d) erhöhte Ansprüche	■ Konzentration auf die eigenen Ansprüche ■ Gefühl mangelnder Anerkennung ■ Gefühl, ausgebeutet zu werden ■ Eifersucht ■ Familienprobleme ■ Konflikte mit den eigenen Kindern

Phasen		Symptome
3. emotionale Reaktionen; Schuldzuweisung	a) Depression	■ Schuldgefühle ■ reduzierte Selbstachtung ■ Insuffizienzgefühle ■ Gedankenverlorenheit ■ Selbstmitleid ■ Humorlosigkeit ■ unbestimmte Angst und Nervosität ■ abrupte Stimmungsschwankungen ■ verringerte emotionale Belastbarkeit ■ Bitterkeit ■ Abstumpfung, Gefühl von Abgestorbensein und Leere ■ Schwächegefühl ■ Neigung zum Weinen ■ Ruhelosigkeit ■ Gefühl des Festgefahrenseins ■ Hilflosigkeits-, Ohnmachtsgefühle ■ Pessimismus, Fatalismus ■ Apathie ■ Selbstmordgedanken
	b) Aggression	■ Schuldzuweisung an andere oder »das System« ■ Vorwürfe an andere Verleugnung der Eigenbeteiligung ■ Ungeduld ■ Launenhaftigkeit ■ Intoleranz ■ Kompromissunfähigkeit ■ Nörgeleien ■ Negativismus ■ Reizbarkeit ■ Ärger und Ressentiments ■ defensive/paranoide Einstellungen ■ Misstrauen ■ häufige Konflikte mit anderen
4. Abbau	a) der kognitiven Leistungsfähigkeit	■ Konzentrations- und Gedächtnisschwäche ■ Unfähigkeit zu komplexen Aufgaben ■ Ungenauigkeit ■ Desorganisation ■ Entscheidungsunfähigkeit ■ Unfähigkeit zu klaren Anweisungen
	b) der Motivation	■ verringerte Initiative ■ verringerte Produktivität ■ Dienst nach Vorschrift
	c) der Kreativität	■ verringerte Phantasie ■ verringerte Flexibilität

Phasen		Symptome
	d) Entdifferenzierung	■ rigides Schwarzweißdenken ■ Widerstand gegen Veränderungen aller Art
5. Verflachung	a) des emotionalen Lebens	■ Verflachung gefühlsmäßiger Reaktionen ■ Gleichgültigkeit
	b) des sozialen Lebens	■ weniger persönliche Anteilnahme an anderen oder exzessive Bindung an einzelne ■ Meidung informeller Kontakte ■ Suche nach interessanteren Kontakten ■ Meidung von Gesprächen über die eigene Arbeit ■ Eigenbröteleien ■ mit sich selbst beschäftigt sein ■ Einsamkeit
	c) des geistigen Lebens	■ Aufgeben von Hobbys ■ Desinteresse ■ Langeweile
6. psychosomatische Reaktionen		■ Schwächung der Immunreaktion ■ Schlafstörungen ■ Albträume ■ sexuelle Probleme ■ gerötetes Gesicht ■ Herzklopfen ■ Engegefühl in der Brust ■ Atembeschwerden ■ beschleunigter Puls ■ erhöhter Blutdruck ■ Muskelverspannungen ■ Rückenschmerzen ■ Kopfschmerzen ■ nervöse Tics ■ Verdauungsstörungen ■ Übelkeit ■ Magen-Darm-Geschwüre ■ Gewichtsveränderungen ■ veränderte Essgewohnheiten ■ mehr Alkohol/Kaffee/Tabak/andere Drogen
7. Verzweiflung		■ negative Einstellung zum Leben ■ Hoffnungslosigkeit ■ Gefühl der Sinnlosigkeit ■ Selbstmordabsichten ■ existentielle Verzweiflung

Tabelle 1.2: Burnout-Symptomatik nach Burisch (vgl. Burisch, 2010, S. 25 f.)

1.3 Diagnostik und Prävalenz

Unreflektierte Aussagen über die Inzidenz und Prävalenz von Burnout sind nicht ohne Weiteres möglich, was sich in der Problematik der Diagnostik und damit in der Messbarkeit begründet. Wie bereits unter Kapitel 1.1 angeführt, findet bei ca. 90 % der Studien das MBI in verschiedenen Versionen Verwendung. Die ursprüngliche Version besteht aus 22 Items, die in die bereits bekannten Skalen emotionale Erschöpfung (neun Items), Depersonalisation (fünf Items) und persönliche Leistungs(un)zufriedenheit (acht Items) unterteilt sind. Diese werden auf einer Skala von 1–5 nach Intensität und Häufigkeit beurteilt.[41] Im Laufe der Zeit wurden verschiedene Varianten entwickelt, um verschiedene personenzentrierte Berufsgruppen (z. B. Lehrer, Polizisten) sowie eher technikorientierte Berufe abzudecken. Hierfür wurden einzelne Begriffe ausgetauscht (z. B. Schüler statt Patient) und Items und Skalen hinzugefügt oder entfernt. Die deutsche Version enthält beispielsweise 25 statt der originären 22 Items (vgl. Tab. 1.1).[42] Selbst in Studien, die sich mit den gleichen Berufsgruppen befassten, fanden unterschiedliche Varianten Verwendung. Daraus ergibt sich die grundlegende Problematik der Vergleichbarkeit der Ergebnisse.[43]

Es existieren eine Reihe von alternativen Selbsterhebungsverfahren, wie z. B. das Oldenburger Burnout-Inventar (OLBI), das Hamburger Burnout-Inventar (HBI) und der Test Beruflicher Desillusionierung (TBD), die jedoch äußerst selektiv eingesetzt werden. Somit existieren weder ausreichende Aussagen zu den empirischen Gütekriterien, noch zur Vergleichbarkeit mit den Ergebnissen des MBI.[44] Die in der Einleitung genannte NEXT-Studie verwendet zur Erhebung von Daten das Copenhagen Burnout Inventory (CBI), dessen Validität ebenfalls noch nicht ausreichend belegt wurde.[45]

Ein alternatives diagnostisches Verfahren besteht in der Messung des Hormons Cortisol, das bei Belastungen vermehrt durch den Organismus aus-

41 vgl. Burisch (2010), S. 34; vgl. Hillert/Marwitz (2006), S. 105
42 vgl. Rösing (2011), S. 69
43 vgl. Kuhnert/Nienhaus (2010), S. 133
44 vgl. Burisch (2010), S. 36 f.; vgl. Rösing (2011), S. 74
45 vgl. Simon et al. (2005), S. 46; vgl. Korczak et al. (2010), S. 47

geschüttet wird. Ein eindeutiger und selektiver Nachweis im Zusammenhang mit Burnout konnte in Studien aber bislang nicht nachgewiesen werden.[46]

Auch die Auswertung von Statistiken über Arbeitsunfähigkeit führt bzgl. der Einschätzung der Prävalenz zu keinem aussagekräftigen Ergebnis. Burnout ist nicht als Krankheit anerkannt[47] und wird in der aktuellen Version der International Statistical Classification of Diseases and Related Health Problems (ICD) der Weltgesundheitsorganisation (WHO) unter Faktoren angeführt, die den Gesundheitszustand beeinflussen und zur Inanspruchnahme des Gesundheitswesens führen, d. h. Konstellationen, *„in denen Sachverhalte als ‚Diagnosen' oder ‚Probleme' angegeben sind, die nicht als Krankheit, Verletzung oder äußere Ursache [...] klassifizierbar sind"*,[48] unter dem Schlüssel Z73.0 *„Probleme mit Bezug auf Schwierigkeiten bei der Lebensbewältigung"*[49] aufgeführt. Die Deutsche Gesellschaft für Psychiatrie, Psychotherapie und Nervenheilkunde (DGPPN) empfiehlt eine entsprechende Kodierung, insofern die erläuterte Symptomatik ohne erkennbares Krankheitsbild im Sinne des ICD vorliegt und stuft Burnout als Risikozustand für psychische oder körperliche Erkrankungen ein.[50] Im amerikanischen Pendant, der Diagnostic and Statistical Manual of Mental Disorders (DSM IV), bleibt Burnout gänzlich unberücksichtigt.[51]

In Anbetracht der Tatsache, dass das Vorliegen von Burnout nicht obligatorisch Arbeitsunfähigkeit bedingt, bestehen des Weiteren folgende Problematiken:

- Es ist eine Ermessensfrage des Arztes, den o. g. Diagnoseschlüssel zu benutzen.[52]
- Es konnte im Rahmen der Recherche keine selektive Arbeitsunfähigkeitsstatistik für den Bereich ausgewiesen werden.
- Es ist unklar, wie gesichert die gestellte Diagnose angesichts der grundlegenden Problematik der Messbarkeit ist.

46 vgl. Hillert/Marwitz (2006), S. 154 f.
47 vgl. Lanz (2010), S. 59
48 DIMDI (Hrsg.) (2011), S. 757
49 DIMDI (Hrsg.) (2011), S. 778
50 vgl. Berger et al. (2012), S. 5
51 vgl. Poschkamp (2008), S. 32
52 vgl. Leppin (2007), S. 101

Zu vermuten bleibt, dass viele Betroffene sich aufgrund der somatischen Beschwerden an den Hausarzt wenden und rein symptomatisch behandelt werden, die Ursache bzw. der Zusammenhang somit aber unerkannt bleibt.[53] Im Gegenzug ist wahrscheinlich, dass Betroffene ihre Beschwerden Burnout zuschreiben, obgleich diese z. B. durch eine diagnostisch schwer abgrenzbare und mitunter korrelierende Depression bedingt werden. Diese ist jedoch mit einem Stigma verbunden, während das Ausbrennen vergleichsweise eher akzeptiert wird.[54]

Basierend auf dem aktuellen Fehlzeiten-Report des Wissenschaftlichen Instituts der AOK (WIdO) zeigt Abbildung 1.2 die Arbeitsunfähigkeitstage und -fälle je 1.000 AOK-Mitglieder unter Angabe des o. g. Diagnoseschlüssels Z73 von 2004 bis 2011:

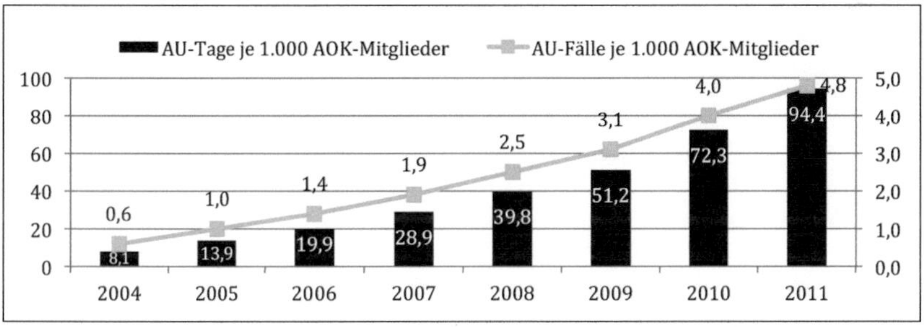

Abbildung 1.2: AU-Tage und -Fälle der Diagnosegruppe Z73 von 2004–2011 je 1.000 AOK-Mitglieder (Meyer et al., 2012, S. 337)

Die Arbeitsunfähigkeitstage je 1.000 AOK-Mitglieder haben sich in dem genannten Zeitraum von 8,1 auf 94,4 Tage verelffacht; die Anzahl der Fälle von 0,6 auf 4,8 verachtfacht. Bezogen auf die Berufsgruppen wurden die meisten Fehlzeiten je 1.000 AOK-Mitglieder verzeichnet bei:

- Heimleitern & Sozialpädagogen (291,1 Fälle/26,9 Tage pro Fall)
- Sozialarbeitern & -pflegern (272,1 Fälle/23,0 Tage)
- Helfern in der Krankenpflege (261,9 Fälle/24,2 Tage)

53 vgl. Schulze/Rössler (2006), S. 24
54 vgl. Jaggi (2008), S. 11; vgl. Kleiber/Enzmann (1990), S. 13

- Telefonisten (256,5 Fälle/18,1 Tage)
- Krankenschwestern, -pflegern und Hebammen (217,1 Fälle/23,5 Tage)[55]

Aus den vorgenannten Gründen bleibt unklar, ob die Zunahme der Arbeitsunfähigkeitstage tatsächlich aus einer steigenden Prävalenz von Burnout resultiert. Es wird jedoch deutlich, dass vorrangig Beschäftigte in sozialen und pflegerischen Berufen betroffen sind, wozu ebenfalls die Altenpflege zu rechnen ist.

1.4 Burnout-Theorien

Im Laufe der Jahre wurde eine Vielzahl von Theorien entwickelt, die sich in die beiden Obergruppen der persönlichkeitszentrierten und sozial-, arbeits- und organisationspsychologischen Erklärungsansätze unterteilen lassen.[56] Die in Tabelle 1.3 modifizierte Aufteilung nach Gusy ist lediglich exemplarisch, da diese nur einen Teil der Theorien widerspiegelt und mitunter Dissens bzgl. der Einordnung der Ansätze besteht.

persönlichkeitszentrierte Modelle	sozial-, arbeits- und organisationspsychologische Modelle
Lauderdale (1982)	Berley Association Planning Group (1977)
Fischer (1983)	Cherniss (1980)
Freudenberger & Richelson (1983)	Braham & Ezel (1981)
Meier (1983)	Harrison (1983)
Heifetz & Bersani (1983)	Aronson, Pine & Kafry (1983)
Edelwich & Brodsky (1984)	Maslach & Jackson (1984)
Burisch (1989)	Büssing & Perrar (1989)
Schmidbauer (1990)	Enzmann & Kleiber (1989)
	Kyriacou (1987)
	Barth (1992)

Tabelle 1.3: Einteilung der Burnout-Modelle nach Gusy, ergänzt um Einteilung nach Körner (vgl. Gusy, 1995, S. 31; vgl. Körner, 2003, S. 33 ff.)

55 vgl. Meyer et al. (2012), S. 337 f.
56 vgl. Gusy (1995), S. 31

An dieser Stelle werden jeweils zwei der bedeutendsten Ansätze[57] der beiden Obergruppen sowie das sozialpsychologische Modell von Cherniss, an das u. a. der Ansatz von Burisch angelehnt ist, in vereinfachter Form kurz vorgestellt. Im Anschluss wird das Modell von Burisch ausführlicher erläutert, da dieser zum einen mit seinem integrierenden Modell Teile anderer Theorien miteinschließt und zum anderen hinsichtlich der Gruppe der potenziell Betroffenen das Ziel verfolgt, einen möglichst universellen Ansatz zu schaffen.[58]

1.4.1 Persönlichkeitszentrierte Ansätze

Der Ansatz von Freudenberger: Bei diesem persönlichkeitszentierten Ansatz handelt es sich bei den Betroffenen um dynamische, charismatische und zielstrebige Personen, die im Rahmen ihrer Tätigkeit die Grenze zwischen Einsatzbereitschaft (involvement) und Selbstverpflichtung oder auch Hingabe (commitment) überschreiten. Der Versuch, unter Aufbringung aller Kräfte die unrealistischen selbstgesetzten oder vom gesellschaftlichen Wertesystem aufgezwungenen Erwartungen zu erfüllen (overcommitment), führt zu einer Selbstzerstörung. Burnout entsteht durch das Ausbleiben des erwarteten Lohns für die eingesetzten Mühen.[59] Freudenberger grenzt hierbei das Gefährdungspotenzial auf Arbeitnehmer in den sogenannten „High-Touch"-Berufen ein, d. h. Berufe, in deren Rahmen Menschen sich um andere, in ihre Obhut gegebene Menschen kümmern und ihnen helfen. Beispiele hierfür sind die medizinischen, pflegerischen und pädagogischen Berufe.[60]

Der Ansatz von Edelwich & Brodsky: Während nach Freudenberger die Ursache im Über-Engagement liegt, entsteht Burnout nach Edelwich & Brodsky infolge einer Desillusionierung. Ursächlich hierfür gilt die Divergenz[61] zwischen den auf der beruflichen Motivation basierenden Erwartungen und der

57 vgl. Reiners-Kröncke et al. (2010), S. 29
58 vgl. Burisch (2010), S. 148 f.
59 vgl. Freudenberger/Richelson (1980), S. 34, 38 u. 40
60 vgl. Freudenberger (1974), S. 164
61 Anmerkung: Die umschriebene Divergenz findet sich in der Burnout-spezifischen Literatur häufig wieder und wird mit dem von Cherniss geprägten Begriff des Praxisschocks bezeichnet (vgl. Cherniss, 1995, S. 20 ff.).

Realität des Berufsalltags, wie z. B. die Undankbarkeit der Klienten, Handlungseinschränkungen, Überlastungen und geringe Bezahlungen.[62]

Bedingt durch die negative Bilanz der Trias Anforderungen, Ziele und Ressourcen erfolgt die Rücknahme des Engagements und der Identifikation mit der Tätigkeit, was bei zeitlichem Andauern zum Umschlagen von Stagnation zu Frustration und im weiterem Verlauf zu Apathie im letzten Stadium führt. Der Fokus liegt hierbei auf der Persönlichkeit, die die individuelle Ressource bildet, um die Anforderungen des Arbeitsfeldes und die selbst- sowie fremdgesteckten Ziele in Einklang zu bringen.

1.4.2 Sozial-, arbeits- und organisationspsychologische Ansätze

Der Ansatz nach Maslach: Während Freudenberger das starke Engagement und die hohe Leistungsbereitschaft der Betroffenen betont, ist für Maslach fehlendes Selbstvertrauen, unzureichende Entschlossenheit, geringe Widerstandskraft und wenig Ehrgeiz kennzeichnend für Burnout.[63] Im Gegensatz zu Freudenbergers persönlichkeitszentriertem Ansatz liegt für sie die Ursächlichkeit in den arbeitsorganisatorischen Rahmenbedingungen, wobei die o. g. Persönlichkeitsfaktoren prädisponierend wirken. Durch das Zusammenspiel der folgenden sechs organisatorischen Faktoren kann Burnout bedingt werden:

1. Arbeitsüberlastung (quantitativ oder qualitativ),
2. Missverhältnis in der gewollten und zur Verfügung stehenden Autonomie und Verantwortlichkeit bei der Arbeitsgestaltung,
3. ausbleibende oder unzureichende Belohnung (ideell oder monetär[64]),
4. Mangel an Gemeinschaft innerhalb der Organisation,
5. Mangel an Gerechtigkeit (ideell oder monetär) und
6. Wertekonflikte im Rahmen der Tätigkeit.[65]

62 vgl. Edelwich/Brodsky (1984), S. 12
63 vgl. Maslach et al. (2001), S. 410
64 Anmerkung: Mehr zu den Begriffen ideell und monetär in Kapitel 3.1.6.
65 vgl. Maslach et al. (2001), S. 414 f.

Maslach bezog ihre Theorie ursprünglich ebenso wie Freudenberger lediglich auf die helfenden Berufe.[66] Mittlerweile wurde das Modell über das Gesundheits- und Sozialwesen hinaus ausgedehnt. Die Ursache hierfür liegt in dem Umstand, dass es nach Maslachs Auffassung immer mehr „High-Touch"-Berufe gibt, bedingt durch den technischen Fortschritt, durch den die persönliche Interaktion zwischen Kunde und Dienstleister stetig größere Bedeutung erhält.[67]

Der Ansatz nach Pines, Aronson & Kafry: Wie bereits bei der Definition aufgezeigt, unterscheiden Pines et al. zwischen Ausbrennen (burnout) und Überdruss (life-tedium). Bei beiden handelt es sich um Zustände körperlicher, emotionaler und geistiger Erschöpfung, die in ihrer Erscheinungsform zwar ähnlich sind, sich in der Genese aber unterscheiden. Das Ausbrennen bedingt sich ausschließlich durch andauernde oder wiederholte emotionale Belastung im Kontext des langfristigen und intensiven Einsatzes für andere Menschen und beinhaltet fast immer Überdruss. Letzteres kann durch jegliche Art chronischer Belastungen (geistig, körperlich, emotional) entstehen.[68] Nach dieser Theorie begründet sich Burnout als geistige, emotionale und körperliche Erschöpfung durch das Zusammentreffen von der beziehungsorientierten, empathischen, idealistischen Helferpersönlichkeit und der emotional sehr belastenden Tätigkeit sowie deren Rahmenbedingungen. Als Ursache sind nach Pines et al. vornehmlich Letztere zu sehen.[69]

Der Ansatz von Cherniss: Kernelement des transaktionalen Modells ist der Praxisschock. Bei den Betroffenen handelt es sich um akademisches Personal in sozialen Berufen, wie beispielsweise Ärzte, Lehrer und in der Wohlfahrtsfürsorge tätige Anwälte. Burnout wird bedingt durch ein langfristiges Missverhältnis zwischen den eigenen Ressourcen und Anforderungen, die sowohl externaler (z. B. formale Berufsanforderungen) als auch internaler Natur (z. B. eigene Erwartungen und Wertevorstellungen) sein können. Die Überwindung der Anforderungen wird mit dem psychologischen Erfolg belohnt, die gestellte Aufgabe gelöst zu haben, womit die Umwelt der beruflichen

66 vgl. Maslach (1978), S. 56
67 vgl. Maslach et al. (2001a), S. 22
68 vgl. Pines et al. (2006), S. 25
69 vgl. Wagner (1993), S. 31

Tätigkeit vorhersehbar und kontrollierbar ist. Fehlschläge der Bestrebungen führen hingegen zu einer Belastung, die zu Anspannung, Verzweiflung und Reizbarkeit führt. Eine Bewältigung, auch Coping genannt, kann entweder aktiv in Form der Problemlösung oder defensiv durch z. B. Rückzug und Zynismus erfolgen, um sich emotional zu schützen. Wenn die defensive Form des Copings zu einem manifesten Zustand wird, liegt nach Cherniss Burnout vor. Ein Sonderfall bildet die sogenannte erlernte Hilflosigkeit als Folge der Manifestation. Ihr liegt der Glaube zugrunde, an der vorliegenden Situation per se nichts ändern zu können, wodurch bei dem Auftreten von Anforderungen unmittelbar zur Bewältigung das defensive Coping Verwendung findet.

1.4.3 Das Burnout-Modell von Burisch

Dieser Ansatz ist stark an das transaktionale Burnout-Modell von Cherniss angelehnt, bezieht sich im Unterschied als allgemeines Modell hingegen nicht ausschließlich auf die berufliche Tätigkeit.[70] Nach Burisch bedingt sich Burnout durch Störungen zur Erreichung oder Nichterreichung des Ziels einer Handlungsepisode, die grundlegend als Reiseroute von einem Ist- zu einem Soll-Zustand definiert werden kann. Die Nichterreichung auf dem ursprünglich beabsichtigten Weg oder mit dem begehrten Ausmaß des Erfolgs, führt zu einer Beeinträchtigung der subjektiven Autonomie; Autonomie im Sinne der Freiheit zu entscheiden, welche Ausschnitte der Außen- und Innenwelt auf welche Weise, in welcher Gründlichkeit, wann und mit welchem Kosten-Nutzen-Verhältnis kontrolliert werden sollen.[71]

70 vgl. Cherniss (1980), S. 18
71 vgl. Burisch (2010), S. 149 u. 151

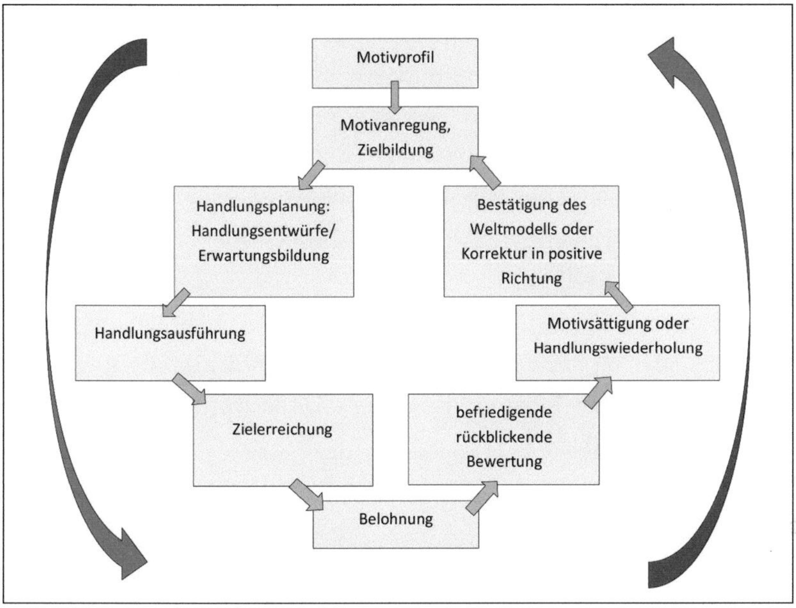

Abbildung 1.3: Ungestörte Handlungsepisode (Burisch, 2010, S. 161)

Abbildung 1.3 zeigt eine ungestörte Handlungsepisode, deren Ausgangsbasis das Motivprofil des Individuums ist, das sich aus zwei Hauptbestandteilen zusammensetzt:

1. den lange überdauernden bzw. veränderungsresistenten impliziten Motiven als Summe von Eigenschaften, Gewohnheiten, situationsunabhängigen (Wertungs-)Dispositionen, was in der Gesamtheit der Persönlichkeit entspricht und
2. den expliziten Motiven, die das subjektive Selbstbild widerspiegeln.[72]

Bedingt durch situative in- oder extrinsische Anreize werden die eigenen Motive entweder zu handlungsleitenden, offensiven (Erreichung) oder defensiven (Verhinderung, Rückgängigmachung) Motivationen angeregt. Zeitgleich prägen sich Erwartungen bzgl. der Zielerreichung (Ausmaß sowie einzusetzender Ressourcenaufwand), der Erfolgschancen und der emotionalen Konsequenzen. Erfolgt die Zielerreichung mittels des geplanten Aufwands

72 vgl. Burisch (2010), S. 160; vgl. Heckhausen/Heckhausen (2006), S. 4 f.

und die Belohnung in dem erhofften Ausmaß, tritt eine Motivsättigung ein oder der Zyklus wird bis zu deren Eintritt wiederholt. Um auf den Begriff nach Burisch zurückzugreifen, hat sich das „interne Weltmodell" damit bestätigt und der Platz, den sich das Individuum selbst zuweist, gefestigt.[73]

Burnout kann somit durch gestörte Handlungsepisoden in Abhängigkeit zum Erfolg des persönlichen Copings bedingt sein. Bei den vier häufigsten Störfällen handelt es sich um

- die Zielvereitelung, indem das Ziel gar nicht, in unattraktivem Ausmaß oder mit unverhältnismäßig hohem Aufwand erreicht werden kann. Die Zielverfolgung wird ad hoc oder nach erfolglosen Versuchen aufgegeben;
- die Zielerschwerung, bei der das Ziel zwar erreicht werden kann, der Aufwand aber höher ist;
- das Auftreten negativer Nebenwirkungen in erheblichem Ausmaß, sodass die Positiveffekte der Motivsättigung gemindert werden;
- das Ausbleiben der Belohnung.[74]

Das Eintreten sowie das Ausmaß daraus resultierender negativer Konsequenzen sind davon abhängig, ob Stress empfunden wird. Hier legt Burisch (wie Cherniss) das transaktionale Stresskonzept von Lazarus zugrunde.[75]

Nach Lazarus liegt Stress vor, wenn die Person die bidirektionale und dynamische Beziehung (daher der Begriff transaktional) zur Umwelt als Auslastung oder Überschreitung der eigenen Ressourcen und damit als Gefährdung des eigenen Wohlbefindens empfindet. Diese Beurteilung erfolgt mittels eines mehrstufigen Bewertungsprozesses. Im primären Bewertungsprozess (primary appraisal) wird eingestuft, ob die Merkmale der Situation als irrelevant, positiv oder stressrelevant empfunden werden, wobei hier die emotionale Tangierung maßgeblich ist. Werden die Merkmale der Situation als stressrelevant eingestuft, erfolgt im zweiten Bewertungsprozess (secondary appraisal) die Auswahl der Bewältigungsmöglichkeit (Coping) unter Berück-

73 Burisch (2010), S. 160
74 vgl. Burisch (2010), S. 163 f.
75 vgl. Burisch (2010), S. 170; vgl. Cherniss (1980), S. 173

sichtigung der vorliegenden Ressourcen. Lazarus differenziert zwischen dem passiven und dem aktiven Coping. Beim passiven Coping wird die Situation mittels emotionaler Erregung bewältigt, wohingegen beim aktiven Coping der Versuch erfolgt, die Situation selbst problembezogen und instrumentell zu ändern.[76]

Burisch greift bei seinem Modell zudem auf zwei weitere Coping- oder auch Bewältigungsstrategien nach Pines et al. zurück.[77] Damit wird das Modell von Lazarus um die Dimensionen *direkt* und *indirekt* ergänzt, wodurch sich folgende vier Strategien ergeben:

- *direkt-aktiv*, z. B. Änderung der stresshaften Situation oder der Perspektive
- *direkt-inaktiv*, z. B. Ignorierung der stresshaften Elemente oder situative Flucht
- *indirekt-aktiv*, z. B. Aussprache über den Stress oder Aufgabe des Ziels
- *indirekt-inaktiv*, z. B. krank werden oder anderweitige Kompensation wie Alkohol.[78]

Burnout kann nur durch Stress der zweiten Ordnung bedingt werden, d. h. wenn weder die Veränderung der Situation (und damit Lösung des Problems) noch die Flucht möglich ist. Es können beispielsweise in derartig rascher Folge un- oder fehlbewältigte Autonomieeinbußen eintreten, sodass ein bewusstes Coping nicht mehr möglich ist oder es misslingt, über einen langen Zeitraum ein als sehr elementar empfundenes Ziel zu erreichen.[79]

Eine grafische Darstellung einer gestörten Handlungsepisode unter Berücksichtigung der vier Störfälle zeigt Abbildung 1.4.

---

76 vgl. Lazarus/Folkman (1984), S. 19, 32, 35 u. 150
77 vgl. Burisch (2010), S. 170
78 vgl. Pines et al. (2006), S. 181
79 vgl. Burisch (2010), S. 174 ff.

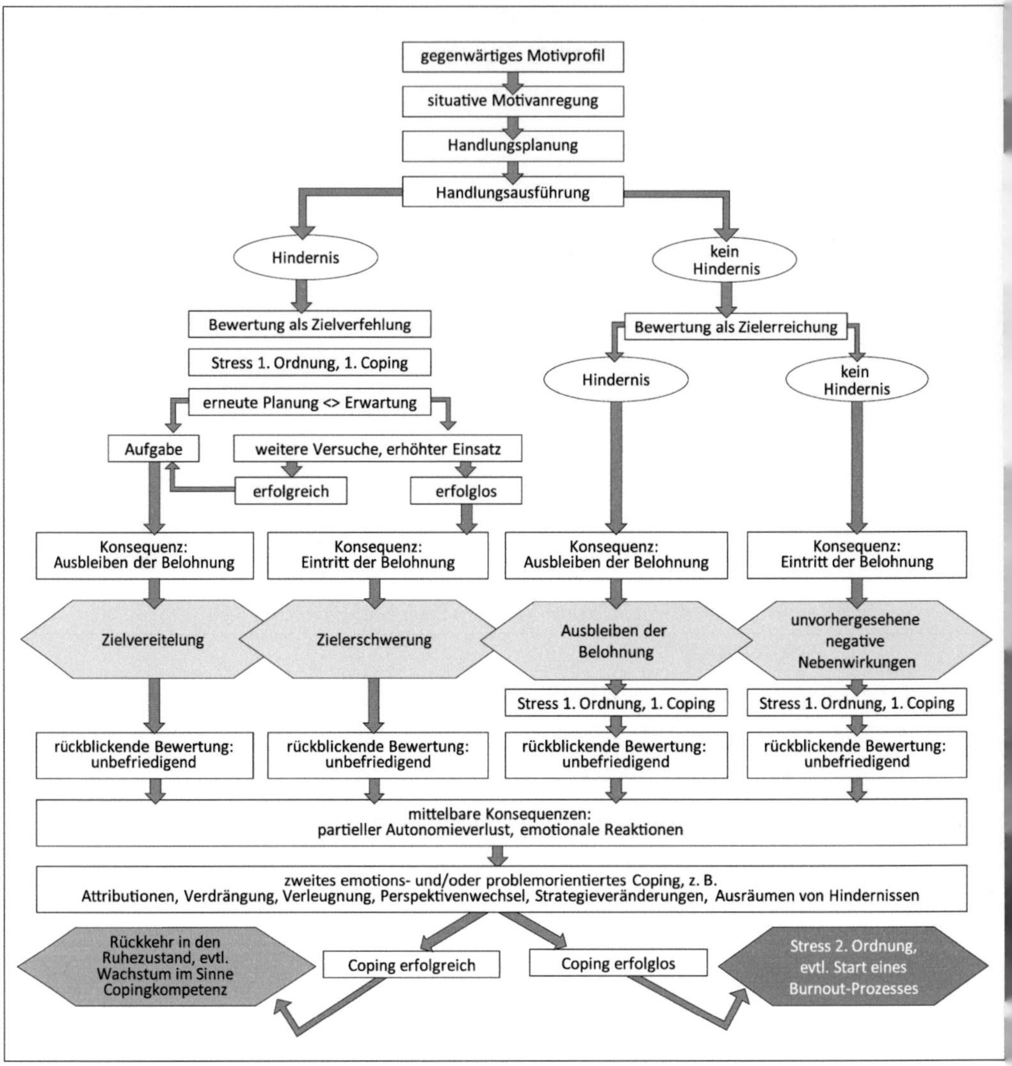

Abbildung 1.4: Mögliche Störfälle einer Handlungsepisode, modifizierte Darstellung (vgl. Burisch, 2010, S. 166 f.)

1.5 Stand der Forschung

Die individuenzentrierten Ansätze fokussieren sich auf die Persönlichkeit und lassen weitestgehend die umweltbedingten Faktoren außer Acht; et vice versa bei den sozial-, arbeits- und organisationspsychologischen Ansätzen. Neben der daraus resultierenden Unidimensionalität, ist die große Heterogenität der Theorien bzgl. der Ursachen kennzeichnend für die Burnout-Forschung.[80] Während beispielsweise nach Freudenberger die Ursache im Über-Engagement liegt, besitzt nach Langner Engagement eine protektive Wirkung.[81] Cherniss wiederum legt den Schwerpunkt auf die angewandten Coping-Strategien.[82] Nach den arbeits- und organisationspsychologischen Ansätzen liegen hingegen die Ursachen in den Umweltbedingungen, zu denen z. B. ein Übermaß an Verantwortung, geringe Autonomie bei der Tätigkeit oder mangelnde soziale Unterstützung zählen. Die Persönlichkeit wird hierbei oftmals als fixe Variable betrachtet.[83] Obgleich die Theorien mitunter sehr diffizil in ihrer jeweiligen Perspektive ausgearbeitet sind, fehlen oftmals ein umfassendes und kohärentes Kausalgefüge sowie ein empirischer Beleg für dieses.[84]

In der jüngeren Forschung finden sogenannte *Gleichgewichtsmodelle* (z. B. equity-Theorie, JD-C) Verwendung. Ihnen gemein ist, dass sie weder eine Neuentwicklung darstellen noch spezifisch für Burnout sind.[85]

Die *equity-Theorie* nach Adams beispielsweise besagt, dass fast alle interpersonellen Beziehungen unter dem Grundtenor des gegenseitigen Austauschs stattfinden und ein elementares Bedürfnis bzgl. der Ausgewogenheit von Ertrag und Leistung besteht (Reziprozität).[86] Die *Reziprozitätstheorie* nach Buunk & Schaufeli ergänzt die equity-Theorie um den Erklärungsansatz, dass sich das Reziprozitätsstreben in der evolutionären Entwicklung begründet.[87]

80 vgl. Körner (2003), S. 49
81 vgl. Rösing (2011), S. 110
82 vgl. Cherniss (1980), S. 18
83 vgl. Körner (2003), S. 51
84 vgl. Rösing (2011), S. 107; vgl. Burisch (2010) S. 14; vgl. Wagner (1993), S. 2
85 vgl. Rösing (2011), S. 137
86 vgl. Fischer/Wiswede (2002), S. 339
87 vgl. Graumann (2003), S. 12

Das *Job-Demand-Control-Modell* (JD-C) nach Karasek besagt, dass Arbeitsstress aus hohen Arbeitsanforderungen und niedriger Arbeitskontrolle resultiert.[88] Rösing sieht hierbei die Ähnlichkeit zur equity-Theorie, da die Anforderungen die Investition und z. B. die Kontrolle den Ertrag darstellen. Die Modelle überlappen sich stark in ihren Ansätzen, weswegen an dieser Stelle auf ausführliche Darstellungen verzichtet wird. Festzuhalten ist der Grundansatz, dass mangelnde Reziprozität im beruflichen Kontext Burnout bedingen kann, was mittels Studien validiert werden konnte.[89]

In der Fachliteratur sehen u. a. Burisch sowie Kleiber & Enzmann in der fehlenden einheitlichen Definition ein Hindernis für eine fundiertere Erforschung des Themas.[90] Durch die Verwendung des MBI in 90 % der Studien ergibt sich die konkludente Zustimmung, dass sich Burnout durch die Trias emotionale Erschöpfung, Depersonalisation und Leistungs(un)zufriedenheit nach Maslach definiert, obgleich es eben einer Definition ermangelt, womit die Konstruktvalidität fraglich bleibt. Neben der mangelnden Komparität der Ergebnisse durch den uneinheitlichen Einsatz in den zumeist explorativen und deskriptiven Querschnittstudien – z. B. hinsichtlich der Itemzahl,[91] fehlenden einheitlichen Cutoff-Werten[92] sowie der Kombination mit verschiedenen Self-Report-Instrumenten (vgl. Kap. 1.3), die (wie der MBI) keine differentialdiagnostischen Screeningtools enthalten –, ergeben sich somit die grundlegenden Fragestellungen:

1. Wurde Burnout, wurden andere Krankheitsbilder oder wurden nicht pathologische stabile Eigenschaftsmerkmale gemessen?
2. Handelt es sich bei den beschriebenen Korrelationen um Ursachen oder Folgen?

Zudem wurden durch die Verwendung der o. g. quantitativen Testverfahren minder das ätiologische Kausalgefüge in seiner Gesamtheit, sondern einzel-

88 vgl. Lanz (2010), S. 49
89 vgl. Rösing (2011), S. 144 f.; vgl. Bakker et al. (2000), S. 263
90 vgl. Burisch (2010), S. 14.; vgl. Kleiber/Enzmann (1990), S. 21
91 Anmerkung: An dieser Stelle sei auf die ausführlichere Darstellung in Kapitel 1.3 verwiesen.
92 Anmerkung: Unter einem Cutoff-Wert ist ein Trennwert zu verstehen, mittels welchem bei quantitativen Testverfahren das Ergebnis in Grade eingeteilt und somit interpretiert werden kann; z. B. positiv oder negativ; leicht, mittel oder schwer (vgl. Bühner, 2011, S. 85).

ne korrelierende und primär umweltbedingte Aspekte evaluiert. Explorationen des individuellen psychodynamischen Wirkgeschehens, insbesondere in Form von longitudinalen Studien, ermangelt es fast gänzlich.[93]

Unter Berücksichtigung der weiteren Kritikpunkte, u. a. bzgl. Populationsgrößen und Rücklaufquoten, basiert die Burnout-Forschung primär auf Studien, die lediglich einen geringen Evidenzgrad aufweisen. In dem Health Technology Assessment-Bericht (HTA-Bericht) von Korczak et al. zur Differentialdiagnostik von Burnout verfügten beispielsweise von den 26 eingeschlossenen Studien insgesamt 25 über ein Evidenzlevel von 4 auf der Skala nach dem Oxford Centre of Evidence-based Medicine (das Review in einem Fall von 2A, die Explorationsstudie hingegen 4) sowie eine Studie über ein Evidenzlevel von 3A. Tabelle 1.4 führt die Evidenzlevel der Studienqualität absteigend auf.

1A	Systematischer Review von Randomisierte kontrollierte Studien (RCT)
1B	Einzelne RCT
2A	Systematischer Review von Kohortenstudien
2B	Einzelne Kohortenstudien und RCT niedriger Qualität
2C	Outcome-Research
3A	Systematischer Review von Fall-Kontrollstudien
3B	Einzelne Fall-Kontrollstudien
4	Fallserien, Kohortenstudien und Fall-Kontrollstudien schlechter Qualität
5	Reine Expertenmeinungen, Laborbeobachtung, theoretische Annahmen

Tabelle 1.4: Evidenzskala nach Oxford Centre of Evidence-based Medicine in der Übersetzung nach Korzcak et al. (Korzcak et al., 2010, S. 31)

Subsummiert kann festgehalten werden, dass aufgrund der additiven und nicht vergleichbaren Vorgehensweise bis heute nicht empirisch belegt ist, welche explizite Psychodynamik vorliegt, wie Burnout von als komparabel geltenden Erkrankungen (z. B. Depression, Neurasthenie) differentialdiag-

93 vgl. Kuhnert/Nienhaus (2010), S. 155f; vgl. Rösing (2011), S. 246 ff.; vgl. Korczak et al. (2010), S. 96 ff.

nostisch abzugrenzen ist oder ob seitens der Ätiologie ein Zusammenhang zwischen diesen besteht.[94] Es verbleibt der grundsätzliche Konsens, dass für die Entwicklung des Burnouts ein Missverhältnis zwischen Arbeitseinsatz und -bedingungen sowie der Zielerreichung bestehen muss und die Erkenntnis, dass Stress nicht eo ipso zum Ausbrennen führt, sondern die subjektive Bewertung und damit dessen Wirkung maßgeblich ist.[95]

94 vgl. Korczak et al. (2010), S. 97; vgl. Rösing (2011), S. 129
95 vgl. Burisch (2010), S. 76

2 Der Beruf der Altenpflege – früher und heute

Wie Burisch bereits konstatiert, ist es unwahrscheinlich, dass es die fest klassifizierbare Persönlichkeit des typischen „Ausbrenners" gibt.[96] Pfennighaus verweist auf verschiedene Studien hinsichtlich der Korrelation spezifischer Persönlichkeitsmerkmale mit Burnout, die aber keine fundierten empirischen Ergebnisse liefern konnten. Es wird aber vermutet, dass bestimmte Persönlichkeitsmerkmale oder Einstellungen prädisponierend wirken können.[97] Wie aus den vorgenannten Erläuterungen bereits deutlich wurde, kann Burnout durch eine Inkongruenz zwischen den eigenen Zielen und deren Erreichungsaufwand und -grad bedingt werden.

Dieses Kapitel beginnt mit Auszügen aus der Geschichte der stationären Altenpflege, da diese bis heute Nachwirkungen zeigt und damit für die folgende Analyse relevant ist. Im weiteren Verlauf werden die Anforderungen an das Berufsfeld der Altenpflege und die Motivation für die Berufswahl auf prädisponierende Merkmale evaluiert, um sie im Folgekapitel den psychischen, psychosozialen und physischen Stressoren der Tätigkeit gegenüberzustellen.

2.1 Auszüge aus der Geschichte der stationären Altenpflege

Die professionelle, stationäre Altenpflege[98] nach dem heutigen Verständnis hat ihre grundlegenden Ursprünge in der Armenpflege, während die informelle Pflege in der damals typischen Großfamilie zumeist von Verwandten im häuslichen Umfeld selbst vorgenommen wurde. Um die geschichtliche Entwicklung der professionellen Altenpflege nachvollziehen zu können, bedarf es der Betrachtung der Pflege per se, da diese anfangs nicht spezialisiert (z. B. Altenpflege, Krankenpflege) erfolgte. Die einzelnen Fachdisziplinen entwickelten sich, wie im Folgenden veranschaulicht wird, erst im Laufe der Zeit durch die jeweils entstandenen Erfordernisse. Dazu zählten die zunehmende Lebenserwartung, die beispielsweise in Deutschland selbst bis zum Ende des

---

96 vgl. Burisch (2010), S. 199
97 vgl. Pfenninghaus (2000), S. 74
98 Anmerkung: Der Begriff der professionellen Pflege umfasst den Einsatz von Pflegepersonal und dient zur Differenzierung der häuslichen o. a. informellen, durch Privatpersonen durchgeführten Pflege.

19. Jahrhunderts lediglich 35 Jahre betrug,[99] sowie daraus resultierend gesellschaftliche Wertewandel und neue wissenschaftliche Erkenntnisse.

Bei den nachstehenden Ausführungen bzgl. der entstandenen Einrichtungen und Ausbildungen sollten folgende Umstände stets bedacht werden:

- Eine öffentliche, soziale Absicherung trat erst sukzessiv gegen Ende des 19. Jahrhunderts auf:
  - Die gesetzliche Krankenversicherung existiert seit 1883.[100] Ansprüche galten jedoch nur für Erkrankungen, nicht für die daraus resultierende Pflegebedürftigkeit.[101] Dies änderte sich erst mit dem Inkrafttreten des Elften Buchs (Sozialgesetzbuch SGB XI) am 01.01.1995 bzw. mit Einführung der Leistung der vollstationären Pflege zum 01.07.1996.
  - Die Rentenversicherung für Arbeiter wurde erst 1889 eingeführt. Als persönliche Voraussetzung galt die Vollendung des 70. Lebensjahrs und versicherungsrechtlich die Entrichtung von mindestens 30 Jahren an Beiträgen. Ein tatsächlicher Bezug war somit die Ausnahme und die Rentenhöhe äußerst marginal.[102]
  - Ein einklagbarer Anspruch auf Sozialhilfe (heute Grundsicherung im Alter) entstand erst aufgrund des Urteils des Bundesverwaltungsgerichts am 24.06.1954 (BVerwGE 1, 159) bzw. daraus resultierend durch das Inkrafttreten des Bundessozialhilfegesetzes am 01.01.1962.[103]
  - Die meisten Einrichtungen waren hingegen oftmals nur gegen die Erbringung einer Vermögensleistung und somit nur für einen kleinen Teil der Bedürftigen zugänglich. Für den Rest blieb oftmals lediglich die Möglichkeit der Unterbringung in Armenhäusern oder öffentlichen Sammelanstalten. In nicht seltenen Fällen gab es gar keine Möglichkeit einer stationären Aufnahme.[104]

---

99 vgl. Noack (2007), S. 213
100 vgl. Kraus (2005), S. 25
101 vgl. Klie (1987), S. 54
102 vgl. Döring (1980), S. 16
103 vgl. Hinrichs (201), S. 201
104 vgl. Domnowski (2010), S. 18

- Die Nennung der verschiedenen Ausbildungsgrade könnte suggerieren, dass sämtliches Personal diesen Grad aufwies. In der Altenpflege wurde aber erst 1993 durch die Einführung des Heimgesetzes in Verbindung mit der Heimpersonalverordnung bundeseinheitlich und verbindlich eine Quote in Höhe von 50% von einzusetzenden Fachkräften definiert. Es wird davon ausgegangen, dass zum Zeitpunkt der Einführung des Heimgesetzes ca. ein Drittel der in der Altenpflege tätigen Personen über eine entsprechende Ausbildung verfügte.[105] Aus diesem Grund war der Personaleinsatz im Vorfeld äußerst heterogen geregelt, differierte je nach Einrichtung und bestand zum Großteil aus an- und gelernten Kräften.

Den Grundstein der stationären Pflege bildet die Legitimierung des Christentums durch Kaiser Konstantin im 5. Jahrhundert und die damit verbundene Gründung von zahlreichen Klöstern. Da die meisten Klöster über Gärten mit Heilpflanzen verfügten, begannen sie sich zu Behandlungsstätten zu entwickeln. Begründet in dem Dogma der christlichen Barmherzigkeit, standen die Klöster oder die für diesen Zweck baulich angegliederten Hospitäler neben den eigenen Ordensangehörigen auch vornehmen Fremden (z. B. Würdenträger des Adels) sowie, wenn auch in geringerem Umfang, Wanderern, Pilgern und Armen zur Verfügung. Der Aspekt der religiös begründeten Fürsorge und damit allgemeine Zugänglichkeit außerhalb eng definierter Personenkreise (z. B. bei Militärlazaretten) stellte gegenüber den vorangegangenen Epochen ein Novum dar. Gefestigt wurde dies durch das Aachener Konzil im Jahre 817, in dessen Rahmen die Heilkunde und Krankenpflege als Aufgaben von Mönchen und Nonnen definiert wurden. Eine Vergleichbarkeit mit heutigen Institutionen war jedoch noch nicht gegeben. Obwohl unter Rückgriff auf wissenschaftliche Erkenntnisse Heilkräuter sowie gängige Therapiemethoden wie der Aderlass oder das Schröpfen zum Einsatz kamen, handelte es sich vorrangig um Sozialasyle mit dem Zweck, Hilfebedürftigkeit, sei sie durch Krankheit, Armut, Behinderung oder Obdachlosigkeit entstanden, aufzufangen. Es

105 vgl. Zellhuber (2005), S. 57

sei an dieser Stelle bereits vorweggenommen, dass sich die grundlegende Art dieses Versorgungscharakters bis zum 18. Jahrhundert nicht ändert.[106]

Seit dem 11. Jahrhundert nahm die Bevölkerungszahl trotz wiederkehrender Epidemien (z. B. Lepra und die Pest) kontinuierlich zu und durch die wachsende Bedeutung des Handels begannen sich Städte zu bilden. Die Epidemien führten zu einer teilweisen Auslagerung der Hospitäler aufs Land sowie zu einem erhöhten Versorgungsbedarf, der allein durch die kirchlichen Hospitäler nicht gedeckt werden konnte.[107]

Zwecks Kompensation etablierten sich ab dem 14. Jahrhundert zunehmend von Städten und Kirchen gemeinsam getragene Hospize und Armenhäuser, deren Zuständigkeitsbereiche sich aufgrund der synonymen Auffassung von Krankheit und Armut kaum unterschieden.[108] Zu diesem Zeitpunkt entstand auch das **Pfründenwesen**.

Im Unterschied zu den Hospitälern dienten die Pfründnerhäuser gezielt der Unterbringung im Alter. Träger waren sowohl die Kirche, Städte als auch private oder berufsständische Stiftungen. Der Lebensabend konnte dort verbracht werden, wenn folgende Auflagen erfüllt wurden: Die eigenen Besitztümer mussten der Institution überschrieben werden und die strengen Hausordnungen waren zu befolgen. Insbesondere bei kirchlichen Trägern war das mit dem Einhalten geistlicher Regeln (Armut, Keuschheit, Gehorsam) verbunden.[109] Hinsichtlich des Grundgedankens handelt es sich somit um den ersten direkten Vorläufer der heutigen Pflegeheime. Aufgrund der Bedingung der Angehörigkeit zu bestimmten Personenkreisen (z. B. bei von den Innungen getragenen Stiftungen) oder von Besitztum – von dessen Höhe auch die Annehmlichkeit der Verpflegung und Unterbringung sowie die Freistellung von Arbeitsdiensten im Pfründnerhaus abhängig war – waren die Zugangsmöglichkeiten oftmals deutlich limitiert.[110]

Aus der Reformation von Martin Luther und der katholischen Gegenreformation resultierten 1525 der Bauernkrieg sowie der Dreißigjährige Krieg

106 vgl. Seidler/Leven (2003), S. 79 u. 88; vgl. Kaster (2012), S. 32 ff.
107 vgl. Seidler/Leven (2003), S. 121
108 vgl. Seidler/Leven (2003), S. 153
109 vgl. Domnowski (2010), S. 17; vgl. Köther (2011), S. 994
110 vgl. Kraus (2005), S. 16 f.

(1618–1648), die erhebliche Verwüstungen und eine hohe Anzahl an Todesopfern hinterließen. Allein in Deutschland starben im Dreißigjährigen Krieg ca. sechs Millionen Menschen. Insbesondere in den sich zum Protestantismus bekennenden Ländern verließen infolgedessen Ordensangehörige die Klöster, die anschließend als Gefängnisse, Armenhäuser und Anstalten für Geistesgestörte zweckentfremdet wurden. Da alleinig mit kirchlichem Personal eine Deckung des Mehrbedarfs nicht möglich war, etablierte sich zusätzlich das sogenannte **Lohnwartesystem**, in dessen Rahmen Wärter/innen gegen Naturalleistungen in Form von Verpflegung und Unterbringung im Krankensaal den Dienst an den Kranken erbrachten.[111] Neben Freiwilligen bestand das Personal in den Einrichtungen aufgrund des niederen Ansehens und der geringen Entlohnung auch aus dazu Verpflichteten aus den unteren Gesellschaftsschichten. Beispiele hierfür sind Strafgefangene, die einen Dienst an der Gesellschaft erbringen sollten oder Dirnen, denen die Ausübung aufgrund des gewohnten Anblicks des nackten Menschen nach allgemeiner Auffassung zumutbar war.[112] Im Gegensatz zum Ordenspersonal waren für die Wärter/innen oftmals neben mangelnder Bildung negative Eigenschaften wie Unzuverlässigkeit, Unehrlichkeit und die Vernachlässigung der Kranken kennzeichnend.[113] Die Folge war eine Minderung der Anzahl der Pflegekapazität (räumlich wie personell) sowie z. B. aus hygienischer Perspektive eine drastische Verschlechterung der Bedingungen. Zudem vollzog sich zunehmend der grundlegende **Paradigmenwechsel**, wonach der Eintritt von Alter, Krankheit und Armut nicht länger als Schicksalsschlag galt, der Mildtätigkeit erforderte, sondern die Betroffenen durch eigene Arbeitsleistung (auch unter Zwang) ihren Lebensunterhalt selbst sichern mussten. Ausgenommen waren lediglich unter Grundlage eines strengen Kriterienkatalogs als würdig empfundene Personen, die sich einem Moral- und Verhaltenskodex unterwarfen und deren Not als unverschuldet galt.[114]

1621 gründete der studierte Theologe Vinzenz von Paul in Paris aufgrund der vernachlässigten Kranken- und Armenfürsorge eine weibliche Cari-

111 vgl. Kaster (2012), S. 39
112 vgl. Entzian (1999), S. 34
113 vgl. Kaster (2012), S. 39
114 vgl. Borscheid (1994), S. 62

tasbruderschaft: die **Confrérie de la Charité**. Tätigkeitsfelder waren in erster Linie die Verteilung von Nahrung an Kranke und die Unterstützung der häuslichen Pflege. Anfänglich wurden diese Aufgaben von weitestgehend höher gestellten Damen wahrgenommen, die sich selbst die Dames del la Charité nannten. Es zeigte sich jedoch zeitnah, dass zunehmend aufgrund anderweitiger Verpflichtungen, der Angst vor Ansteckungen oder wegen des Unmuts der Ehemänner ersatzweise die eigenen, oftmals unzuverlässigen Dienstboten ausgesandt wurden. Aus diesem Grund holte Vinzenz von Paul zur Nachfolge gezielt junge, gläubige und dienstwillige Mädchen aus den ländlichen Gebieten in die Stadt. 1633 entstand daraus der **Orden der Vinzentinerinnen**, auch bekannt als die Barmherzigen Schwestern. Die Mädchen wurden im Lesen, Schreiben, Rechnen und in den Grundregeln der praktischen pflegerischen Tätigkeit unterrichtet. Es handelte sich hierbei um die erste bekannte, fachliche Ausbildung in der Pflege. Der Verzicht auf die ansonsten übliche christliche Weihe, um ungehindert in der Welt arbeiten zu können, stellte ebenfalls ein Novum dar. Das Gelübde wurde auf ein Jahr befristet und konnte nach Ablauf erneuert werden. Bis heute gilt der Orden der Vinzentinerinnen als Grundstein für die weitere Entwicklung der Pflege als weibliche Domäne und der offenen Altenfürsorge.[115] Ebenfalls erwähnenswert ist die Organisationsform des **Mutterhaussystems**, da diese als Vorbild für andere Orden im Laufe der weiteren Jahrhunderte in Deutschland diente. Vom Mutterhaus wurden die Schwestern basierend auf mit Hospitälern geschlossenen Verträgen entsandt, um sich dort an der Pflege zu beteiligen oder diese zur Gänze zu übernehmen. Im Rahmen der unmittelbaren Tätigkeit unterlagen die Schwestern der Weisungsbefugnis des Hospitals, das sich im Gegenzug neben der Bereitstellung von Kost und Logis zur Wahrung eines tadellosen Umgangs verpflichtete. In allen weiteren Belangen blieb das Mutterhaus weisungsberechtigt. Von dort konnten jederzeit die Schwestern abberufen oder ausgetauscht werden.[116]

Bereits im Laufe des 17. und 18. Jahrhunderts entstand im Bürgertum, das somit die Zielgruppe zur Personalakquisition der Orden darstellte, die starre

115 vgl. Kaster (2012), S. 40; vgl. Seidler/Leven (2003), S. 148; vgl. Entzian (1999), S. 33
116 vgl. Seidler/Leven (2003), S. 149 f.

Auffassung der naturgegebenen, geschlechterspezifischen Arbeitsteilung als Wohlstandsmerkmal. Während die Männer die Rolle der Patriarchaten und Ernährer der Familie einnahmen, galten die Frauen als passive, schwächliche, emotionale Wesen, deren Bestimmung die Obhut von Haus und Kindern sei.[117] Um diese Zielgruppe erreichen zu können, galt es einen Ausweg für das Dilemma des ideellen Berufsverbots und des niederen Ansehens für die Pflege zu finden. Dieser bestand letztendlich in einem von kirchlichen Trägern herbeigeführten Paradigmenwechsel. Die Pflege wurde ideologisch zu einem Liebesdienst aufgewertet, dessen Kerninhalte aus Fürsorge, Nähe, emotionalen Beziehungen, Selbstlosigkeit und Aufopferung bestand. Dies entsprach nach dem damaligen Ansehen der naturgegebenen Mutterrolle und stellte somit keinen Beruf im klassischen Sinne dar.[118] Daraus resultierte u. a. die noch langanhaltende Kontroverse, ob die Erbringung der Pflege eine Einnahmequelle sein darf oder das Personal dies aufgrund der religiös-sittlichen Verpflichtung unentgeltlich erbringen muss.[119]

Bis Mitte/Ende des 18. Jahrhunderts verschlechterte sich die Situation der Hilfebedürftigen kontinuierlich. Die Hospitäler hatten weiterhin den Charakter von Sozialasylen und waren ebenso wie das entstandene Netz von Zucht- und Arbeitshäusern drastisch überfüllt. Der Personalmangel konnte durch das Lohnwartesystem und die Pflegeorden nicht einmal ansatzweise quantitativ und insbesondere nicht qualitativ kompensiert werden.[120] Als Zäsur gilt die von Kaiser Josef II. 1780 veranlasste Reform, in deren Zuge sich reine Krankenhäuser zur Behandlung von heilbaren oder zu erforschenden Krankheiten bildeten und Zucht-, Arbeits- und Armenhäuser zu eigenständigen Einrichtungen wurden. Für die Unterbringung von schwer erkrankten und behinderten alten Menschen wurden zudem sogenannte **Siechenhäuser**[121] errichtet. Da es diesen jedoch an Kapazität und Anzahl ermangelte, verblieb auch weiterhin ein großer Teil der alten und behinderten Menschen

---

117 vgl. Entzian (1999), S. 35
118 vgl. Bischoff-Wanner (2002), S. 16 f.
119 vgl. Kruse (1987), S. 21
120 vgl. Kaster (2012), S. 41
121 Anmerkung: Unter dem mittelhochdeutschen Begriff Sieche sind fortwährende Erkrankungen zu verstehen.

in Arbeits- und Armenhäusern.[122] Um den fortschreitenden fachlichen Anforderungen gerecht zu werden, gründete der Professor der Geburtshilfe Franz Anton Mai 1782 die „öffentliche Schule zur Erziehung wohl unterrichteter Krankenwärter“ in Mannheim und 1801 in Heidelberg die „Schule für Gesundheits- und Krankenwärterlehre für weibliche Zöglinge“. Obgleich die Schulen im Mai 1806 nach anhaltender Kritik („Pfuscherschulen“) seitens seiner ärztlichen Kollegen wieder geschlossen wurden, gelten diese bis dato als erste Krankenpflegeschulen in Deutschland und wurden anderorts unmittelbar nachgeahmt.[123]

Das 19. Jahrhundert ging in die Geschichte als das Jahrhundert der Berufskrankenpflege ein.[124] Bereits zu dessen Anfang wurden aus Frankreich zwei Orden der Barmherzigen Schwestern (Borromäerinnen und Vinzentinerinnen) nach Deutschland gesandt, vornehmlich, um – wie weiter oben schon erwähnt – in den Krankenhäusern Pflege zu leisten. 1808 wurde in Anlehnung an die Konzeption der Vinzentinerinnen durch den katholischen Bischof Clemens Droste die erste deutsche Kongregation der Barmherzigen Schwestern (Clemensschwestern) gegründet.[125] Als evangelisches Pendant entstand unter Theodor Fliedner 1836 in einem Krankenhaus in Kaiserswerth der Evangelische Verein für christliche Krankenpflege in der Rheinprovinz und Westfalen, dessen Pflegepersonal ausschließlich aus weiblichen Angehörigen der evangelischen Glaubensgemeinschaft (Diakonissen) bestand.[126] Fliedner implementierte für die in der Pflege tätigen Diakonissen die Anrede Schwester; erst in Verbindung mit dem Nachnamen und später dann mit dem Vornamen. Dies übertrug sich im Folgenden auch auf die anderen Orden und diente zur Abgrenzung zu der Anrede der nicht kirchlich Bediensteten, die mit Wärterin oder Pflegerin angesprochen wurden.[127]

Außerhalb der kirchlichen Gemeinschaften führte der Aufruf von König Friedrich Wilhelm III. im Jahr 1813, dass sich die Frauen im Lande angesichts der Folgen der napoleonischen Befreiungskriege sozial engagieren sollten, zu

122 vgl. Kraus (2005), S. 21
123 vgl. Seidler/Leven (2003), S. 170 f.; vgl. Kaster (2012), S. 42
124 vgl. Brög-Kurzemann et al. (2000), S. 14
125 vgl. Seidler/Leven (2003), S. 210
126 vgl. Seidler/Leven (2003), S. 212 f.; vgl. Kaster (2012), S. 46
127 vgl. Lay (2003), S. 278

einer Reihe von Gründungen von **Vaterländischen Frauenvereinen**. Die Tätigkeitsfelder umfassten u. a. die Versorgung von erkrankten und verwundeten Soldaten. Obwohl primär die Hilfeleistungen aus Spenden und haushaltsnahen Dienstleistungen und minder in der Erbringung der direkten Kranken- und Altenpflege bestand, gelten die Vereinigungen bis dato als Grundstein für die freiberufliche Krankenpflege.[128] Die zunehmende Industrialisierung führte trotz der aufgeführten Bewegungen zu einem weiteren Anstieg des Personalmangels. Die klassische Großfamilie zerfiel, da vermehrt Frauen, denen im Regelfall die Pflege im häuslichen Umfeld oblag, selbst berufstätig wurden. Somit blieb für die Ausübung einer pflegerischen Tätigkeit keine Zeit mehr. Zudem wuchs in den Städten aufgrund der Industrialisierung durch Zuzüge vom Land die Bevölkerung weiter an.[129] Die damit notwendige Personalakquisition in der Pflege erwies sich als problematisch. Anhand der guten Erfahrungen mit dem Modell der Barmherzigen Schwestern kamen die kirchlichen und weltlichen Einrichtungen zu der Überzeugung, dass die Pflege von Frauen ausgeübt werden sollte. Durch die nachhaltig schlechten Erfahrungen mit dem Lohnwartesystem sowie den stetig steigenden fachlichen Anforderungen sollten Angehörige aus den niederen Ständen aber explizit von der Ausübung ausgeschlossen werden.[130]

Ab Mitte des 19. Jahrhunderts entstand zunehmend die Forderung, dass eine berufsständische Organisation der Pflege sowie die Ausbildung auch unabhängig von der Zugehörigkeit zu einem Orden erfolgen können müsse. Als einer der populärsten Vertreter dieses Standpunkts gilt der Arzt Rudolf Virchow, der 1881 in Berlin angeschlossen an das Friedrichshainer Krankenhaus das Viktoria-Haus zur Ausbildung von Krankenpflegerinnen eröffnete. Die Viktoria-Schwestern waren eine interkonfessionelle, städtische Schwesternschaft. Nach dreijähriger Verpflichtung konnten die Schülerinnen den Arbeitsplatz wechseln und analog zum Mutterhaussystem weitere Versorgung erhalten. 1894 gründete der evangelische Theologe Friedrich Zimmer den Evangelischen Diakonieverein zur Sicherstellung von Dienstleistungen

128 vgl. Seidler/Leven (2003), S. 216 f.; vgl. Gurlt (1873), S. 225
129 vgl. Sittler/Kruft (Hrsg.) (2011), S. 8 ff.; vgl. Brög-Kurzemann et al. (2000), S. 14
130 vgl. Seidler/Leven (2003), S. 211

in der Diakonie. Obwohl weiterhin eine religiöse Überzeugung gefordert wurde, stand es den Schwestern frei, jederzeit sowohl aus dem Beruf als auch dem Verein auszuscheiden.[131] Beide Beispiele finden anderorts zeitnah Nachahmung. Zusätzlich zu dem dennoch anhaltenden Personalmangel konnte aufgrund der nunmehr fast vollständig abgeschlossenen Trennung der Krankenhausversorgung von der Armenpflege, die auch bis zum Ende des 19. Jahrhunderts immer noch eng verbunden sowie mitunter synonym zur Altenpflege war, auch die steigende Anzahl von Siechenhäusern den räumlichen Bedarf nicht decken.[132]

1907 und damit im 20. Jahrhundert wurde in Preußen erstmalig eine **einjährige Pflegeausbildung** mit anschließender Prüfung eingeführt, was von einigen Landesteilen übernommen wurde.[133] Nach der Berufsstatistik des Kaiserlichen Gesundheitsamts aus dem Jahre 1909 waren die beruflich Pflegenden nunmehr wie folgt organisiert: 38,5 % katholisch, 23,1 % evangelisch, 16,1 % weltlich und 22,3 % freiberuflich. Letztere wurden von den Verbänden auch als wilde Schwestern bezeichnet.[134] Getrieben von dem damalig üblichen nationalen Enthusiasmus verpflichtete sich im ersten Weltkrieg (1914–1918) eine Vielzahl von unausgebildeten Frauen, vornehmlich aus den nationalen Frauenvereinigungen und bürgerlichen Kreisen, zu Kriegskrankenpflege beim Roten Kreuz. Sie wurden teilweise im Rahmen von einer halbjährigen Ausbildung zu Hilfsschwestern ernannt. Freiberufliche Pflegerinnen wurden hingegen lediglich unter der Prämisse aufgenommen, dass sie auf eine Bezahlung verzichteten, weswegen sich ein Großteil von ihnen stattdessen der österreichischen Heeresversorgung anschloss, um dort für ihre Tätigkeit Unterkunft und Entgelt zu erhalten.[135]

In der 1919 gegründeten Weimarer Republik nahm die Anzahl von erkrankten, verarmten alten Menschen weiter zu. Ab den 20er-Jahren wurden weiter verstärkt Siechenhäuser gebaut sowie Krankenhäuser oder gar Wirtschaften zu diesen umfunktioniert. Es handelte sich immer noch um disziplinieren-

131 vgl. Seidler/Leven (2003), S. 225
132 vgl. Kraus (2005), S. 22
133 vgl. Kaster (2012), S. 46
134 vgl. Seidler/Leven (2003), S. 225
135 vgl. Seidler/Leven (2003), S. 238

de Anstalten mit dem Charakter von Armenhäusern mit angeschlossenen Werkstätten. Durch die Tätigkeit in der Hauswirtschaft oder in den Werkstätten konnten die Insassen die Kosten für die Unterbringung um bis zu 10 % mindern.[136] Bedingt durch das anhaltend schlechte Image firmierte sich ab diesem Zeitpunkt ein Großteil der Siechenhäuser zu Altenheimen um.[137] 1921 sollte die Ausbildung in der Pflege auf zwei Jahre verlängert werden, was außer in Preußen und Hamburg vornehmlich aufgrund des Widerstands der Mutterhausverbände scheiterte. Die Pflege galt immer noch primär als naturgegebener Liebesdienst, welcher eine längere, auf Techniken basierende Ausbildung nicht erfordere.[138]

Durch die mit der Machtübernahme von Adolf Hitler einhergehende Gleichschaltung aller öffentlichen Institutionen im Jahr 1933 und die Ideologie der Rassenlehre wurden die Alten- und Krankenpflege stark beeinflusst. Alle Schwesterngemeinschaften wurden der Reichsfachschaft deutscher Schwestern und Pflegerinnen unterstellt, um in den Mutterhäusern die vorherrschende Ideologie zu verbreiten. Im Fokus des Regimes stand jedoch nur die Krankenpflege mit dem Ziel, die Volksgesundheit in rassischer, körperlicher und seelischer Hinsicht zu erhalten.[139] 1938 wurde die Ausbildung in der Krankenpflege reichseinheitlich geregelt und die Berufsbezeichnung Krankenschwester geschützt. Zu den Ausbildungsinhalten gehörten u. a. die Erb- und Rassenkunde zur Beurteilung des Werts und „Unwerts" des Menschen. Der Ideologie folgend sollten die Schwestern bei „unwerten" Menschen nicht nur die Hilfe verweigern, sondern auch aktiv an den Vernichtungsaktionen, Zwangssterilisationen, Menschenexperimenten und den zahllosen weiteren Gräueltaten des Reichs partizipieren. Es sind vielfache Beteiligungen, aber auch Widerstände von Krankenschwestern dokumentiert.[140] Auch die Altenheime waren von den nationalistischen Tötungsaktionen betroffen. 1939 wurden diese von der nationalistischen Zentraldienststelle im Rahmen der heute als Aktion T4[141] bekannten Euthanasie-Aktion aufgefordert, alle

136 vgl. Leitner (1986), S. 25 f.
137 vgl. Entzian (1999), S. 37
138 vgl. Kaster (2012), S. 55
139 vgl. Seidler/Leven (2003), S. 251
140 vgl. Seidler/Leven (2003), S. 254; vgl. Kaster (2012), S. 57 f.
141 Anmerkung: T4 bezeichnet die Adresse der Zentraldienststelle: Tiergartenstr. 4 in Berlin.

senilen Erkrankungen zwecks anschließender Deportation und Tötung der Erkrankten zu melden. Durch kirchlich vorangetriebene Proteste wurde die zentral gesteuerte Aktion 1941 offiziell eingestellt; es folgte jedoch eine zweite dezentralisierte Erfassungswelle.[142]

Durch den Zweiten Weltkrieg wurde eine Vielzahl von Altenheimen zerstört.[143] Nach der Währungsreform 1948 und der Bereitstellung der staatlichen Mittel setzte eine geordnete **Altenhilfeplanung** wieder ein. So wurden Alte und Wohnungslose ersatzweise in requirierten Gebäuden, wie beispielsweise Reichsarbeitsdienstbaracken, Verwaltungsgebäuden und Schlössern untergebracht. Zugleich stieg der Bedarf u. a. durch die Rückkehr von vormals Vertriebenen, den kriegsbedingten Verlust der Pflegepersonen oder der Wohnräume. Durch die Einführung der Sozialhilfe vergrößerte sich der Personenkreis später nochmal.[144] In den 40er- bis 60er-Jahren entstand im Folgenden die **erste Generation der heutigen Altenheime**. Der Fokus lag eher in der Unterbringung als in der Pflege. Angesichts der kleinen Räumlichkeiten sowie der Mehrfachbelegung der Zimmer wird in der Literatur von einem Verwahrungscharakter gesprochen.[145]

In den 50er-Jahren verschärfte sich der bereits vorhandene Personalmangel durch die Alterung der einem Ordens- oder Diakonissenverband angehörigen Schwestern, unzureichende Neurekrutierungen und die starke Zunahme von Pflegebedürftigen.[146] Der arbeitsmarktpolitische Lösungsansatz bestand u. a. in der Anwerbung von unausgebildetem Personal aus dem In- und Ausland[147] sowie staatlich geförderten Umschulungen und berufsbegleitenden Ausbildungen zur bewährten Stationshilfe. Zielgruppen der Umschulungsmaßnahmen waren insbesondere Frauen, die wieder ins Erwerbsleben einsteigen wollten oder dies aus finanziellen Gründen mussten – ein Grund, warum Altenpflege die Stellung eines Ersatzberufs bekam. Der Zugangsweg zur Altenpflege sowie die Ausbildungsinhalte wurden hierbei aufgrund des gravierenden Personalmangels und der immer noch vorherr-

142 vgl. Entzian (1999), S. 37
143 vgl. Brinker (2005), S. 158
144 vgl. Entzian (1999), S. 37; vgl. Brinker (2005), S. 158 f.
145 vgl. Ernst (2008), S. 3 f.
146 vgl. Hackmann (Hrsg.) (2005), S. 18 f.; vgl. Entzian (1999), S. 37
147 vgl. Jana (2004), S. 10; vgl. Domnowski (2010), S. 21

schenden stereotypischen Rollenklischees (sogenannte „Jedefrau-Qualifikation“) bewusst niedrigschwellig gehalten.[148] Es zeigte sich spätestens in diesem Zeitraum, dass der Einsatz von un- und schlecht ausgebildetem Personal aufgrund der steigenden Anforderungen keine Lösung war. Ab 1958 bestand zunehmend die Möglichkeit, eine Altenpflegeausbildung zu absolvieren. Diese dauerte zwischen einem halben und einem Jahr an, schloss ohne Prüfung ab und baute ohne verbindliche Ausbildungsrichtlinien maßgeblich auf der Krankenpflege auf.[149] Den Absolventen oblagen keine Leitungsbefugnisse, womit sie weiterhin als Assistenzkräfte der leitenden Krankenschwestern einzuordnen waren.[150]

In den 60er- bis 70er-Jahren entstand die **zweite Generation der Altenheime**, die sich an der Architektur von Krankenhäusern orientierten. Als Grund hierfür gilt der ab der Mitte der 50er-Jahre stattfindende Paradigmenwechsel, wonach der alte Mensch nicht länger als Insasse *verwahrt*, sondern als Patient *behandelt* werden sollte. Obgleich die Räumlichkeiten größer wurden, standen nach wie vor nicht die Wohnqualität, sondern Hygiene und Pflegecharakter im Vordergrund.[151] Merkmal dieser Ära waren die sogenannten **Dreistufenheime**, bestehend aus:

- Altenwohnungen, bei denen es sich um freie Wohnformen handelte und die Bewohner keine Pflegebedürftigkeit aufwiesen
- Altenheimen für Personen, die nicht mehr in der Lage waren, selbst einen Haushalt zu führen, jedoch nicht pflegebedürftig waren
- Pflegeheimen für Pflegebedürftige[152]

Bedingt durch die Größe und die oftmals separierte Lage bildeten sich quasi eigene Wohnbezirke.[153] Ab diesem Zeitpunkt wurden anfänglich Pflegeprozesse analysiert, optimiert und unter hohem Kostenaufwand eine zwar intensive, jedoch auf Technik und Hygiene fokussierte Pflege eingeführt. Anfang der 60er-Jahre wurde in der Altenpflege zunehmend die Entwicklung

148 vgl. Voges (2002), S. 105 f.; vgl. Entzian (1999), S. 41; vgl. Kranich (2011), S. 20
149 vgl. Brög-Kurzemann et al. (2000), S. 16
150 vgl. Voges (2002), S. 105 f.; vgl. Entzian (1999), S. 41
151 vgl. Ernst (2008), S. 3 f.
152 vgl. Braun (1987), S. 102
153 vgl. Ernst (2008), S. 3 f.

eines eigenen Berufsbilds und damit die Trennung von der Krankenpflege als große Schwesterdisziplin gefordert. Ursächlich waren u. a. die wachsenden, fachlichen Anforderungsprofile durch die neuen und sich kontinuierlich ändernden Pflegeprozesse, aber auch die mangelnde Personalakquisition aufgrund der steigenden Unattraktivität der Altenpflege für Angehörige der Krankenpflege.[154] Bereits in den 50er-Jahren zog die gesamtwirtschaftliche Entwicklung in Deutschland stark an und führte zu einer von 1960 bis 1973 andauernden Vollbeschäftigung.[155] Dies hatte entsprechend auch Auswirkungen auf das Gesundheitswesen. Durch die vorliegenden Stellenangebote wechselten Krankenschwestern zunehmend in die besser angesehene Krankenhausversorgung.[156] 1965 wurde der Beruf der Altenpflegerin als moderner sozialpflegerischer Beruf mit Leitungsberechtigung definiert und 1969 die erste staatlich anerkannte Ausbildung in NRW eingeführt.[157]

In den 80er- und 90er-Jahren folgte die **dritte Generation der Altenheime**. Die Wohnqualität rückte durch die Verkleinerungen der Stationen und die Trennung von Wohn- und Schlafbereichen wieder stärker in den Vordergrund. Als Stichwort galt *das offene Heim*.[158] Die Einführung einer zu erfüllenden Fachkraftquote von 50 % bis zum Jahr 1998 durch das Inkrafttreten der Heimpersonalverordnung im Jahre 1993 sowie der sozialen Pflegeversicherung als Kostenträger ab dem Jahr 1996 führte zu einem weiteren Mehrbedarf an Personal. Aus diesem Grund wurden ab Anfang der 90er-Jahre verstärkt arbeitssuchende Frauen zu Altenpflegerinnen umgeschult.[159] Doch bedingt durch mangelnde Akquisationserfolge und hohe Fluktuationen wurde die Fachkraftquote weitläufig nicht wie vorgesehen im Jahr 1998 erfüllt und sollte wieder gestrichen werden. Nach Protesten wurde stattdessen eine weitere Übergangsfrist bis zum Jahr 2000 gesetzt.[160]

Ab dem Ende der 90er-Jahre wurde die **vierte und aktuelle Generation der Altenheime** eingeführt. Kennzeichnend ist die Weiterentwicklung in

154 vgl. Ernst (2008), S. 3 f.
155 vgl. Mellenthin (2006), S. 34
156 vgl. Heumer/Kühn (2010), S. 32 f.
157 vgl. Brög-Kurzemann et al. (2000), S. 16
158 vgl. Hämel (2012), S. 119
159 vgl. Hien (2008), S. 55
160 vgl. Sowinski/Maciejewski (2000), S. 702

kleinere Bewohnergruppen und ein ganzheitlicher Ansatz, sodass Bewohner bei Verschlechterung ihres gesundheitlichen Zustands weiterhin in ihrer gewohnten Umgebung oder ggf. auf einer anderen Schwerpunktstation des Heims leben können. In früheren Zeiten hätte dies eine Verlegung in eine gänzlich andere Wohnstätte erfordert.[161] Der Beruf der Altenpflegerin wurde am 01.08.2003 durch Inkrafttreten des Altenpflegegesetzes bundeseinheitlich geregelt. Zum jetzigen Zeitpunkt befindet sich die Altenpflege noch auf dem Weg der Professionalisierung, d. h. auf dem Weg hin zu einer weiteren Abgrenzung von anderen Pflegeberufen, zu mehr fachlicher Expertise sowie Autonomie in der Ausübung der Tätigkeit.[162]

2.2 Stationäre Altenpflege heute

Der Begriff „pflegen" ist auf das lateinische Wort „colere" zurückzuführen, das mit „sorgen, betreuen, hegen, für etwas einstehen" übersetzt werden kann.[163] Die folgende Definition basiert auf der Subsummierung literaturseitiger Eigenschaftsbeschreibungen der stationären Altenpflege. Als Berufsfeld ist in diesem Sinne die Beschreibung spezifischer, sich von anderen Berufen abgrenzender Merkmale zu verstehen.[164]

Bei der stationären Altenpflege handelt es sich um die Begegnung (physisch wie psychisch) zwischen Generationen unter Berücksichtigung der gegenseitigen Bedürfnisse und Erwartungen am Wohnort von hilfeabhängigen Menschen. Ziel ist, den Betroffenen eine eigenständige und selbstbestimmte Lebensführung unter Wahrung ihrer Würde und Rechte zu erhalten oder zu ermöglichen. Dies geschieht durch Begleitung und Hilfestellung in Alltags- und Grenzsituationen, in einem notwendigen, aber nicht mehr als nötigem Maß. Dies bedingt sowohl zwischenmenschliche Kompetenzen wie das Beobachten und Einfühlen bei gleichzeitiger Wahrnehmung und Überprüfung der eigenen Empfindungen als auch eine wissenschaftlich fundierte

161 vgl. Ernst (2008), S. 3 f.
162 vgl. Nölle/Goesmann (2009), S. 9 f.
163 Dibelius/Uzarewicz (2006), S. 89 f.
164 vgl. Köther (1995), S. 53

und interdisziplinäre Wissensbasis bei der Ausführung ärztlicher Verordnungen und bei der eigenständigen Planung und Erbringung der Pflege.[165]

Es kann anhand der Begriffe Begegnung, Begleitung und Einfühlen die Aussage nachvollzogen werden, dass es sich bei der Altenpflege um einen Beziehungsprozess handelt. In diesem Kontext wird auch von der Pflegebeziehung gesprochen.[166] Per Definition liegen damit Wechselwirkungen zwischen Subjekten vor, die die Personalität der Beziehungspartner prägen.[167] Gleichermaßen bekennt sich die Altenpflege als Dienstleistung.[168] Meffert und Bruhn definieren Dienstleistungen als

> *„selbstständige, marktfähige Leistungen, die mit der Bereitstellung und/oder dem Einsatz von Leistungsfähigkeiten verbunden sind (Potenzialorientierung). Interne und externe Faktoren werden im Rahmen des Erstellungsprozesses kombiniert (Prozessorientierung). Die Faktorenkombination des Dienstleistungsanbieters wird mit dem Ziel eingesetzt, an den externen Faktoren, an Menschen und deren Objekten nutzenstiftende Wirkungen zu erzielen (Ergebnisorientierung).“*[169]

In der Altenpflege wird neben der Bereitstellung der häuslichen Unterkunft die Pflege in nahen sozialen Beziehungen durchgeführt und als personenzentrierte Dienstleistung gegen Entgelt zumeist fremden Menschen zur Verfügung gestellt (ursprünglich nur durch altruistische und persönliche Motivation, d. h. Fürsorge und Nächstenliebe). Bei der professionellen Pflege handelt es sich somit um Beziehungs- oder auch Emotionsarbeit, die neben Fachkenntnissen den Einsatz von Vertrauen, Emotionen und zwischenmenschlicher Nähe erfordert.[170] Bei der Emotionsarbeit muss die Darstellung der eigenen Gefühle, sei es bedingt durch soziale Normen oder Vorgaben des Arbeitgebers (sogenannte display rules), angepasst werden, auch dann, wenn die eigene situative Gefühlslage mit diesen nicht im Einklang steht. Die Anpassung gelingt entweder durch Oberflächen- oder Tiefenhandeln. Während das Oberflächenhandeln in der äußeren Darstellung unabhängig

165 vgl. Gnamm (1995), S. 47; vgl. Entzian (1999), S. 53 u. 55; vgl. Köther (2011), S. 992 u. 996; vgl. Klie (2012), S. 133
166 vgl. Hölzel (2003), S. 36
167 vgl. Küchenhoff (2009), S. 3 f.
168 vgl. Köther (2011), S. 993
169 Meffert/Bruhn (2009), S. 19
170 vgl. Kranich (2011), S. 24 u. 26

von der eigenen Emotionslage ist, werden beim Tiefenhandeln die Gefühle kognitiv (z. B. Imagination, Empathie) oder körperlich (z. B. Entspannung) angepasst.[171] Oberflächenhandeln, insbesondere wenn es gegen die eigene Überzeugung erfolgt (faking in bad faith), kann durch die emotionale Dissonanz Burnout begünstigen.[172] Des Weiteren besteht eine Korrelation zu dem Stressmodell von Lazarus, demzufolge Stress (zweiter Ordnung) lediglich in einem emotionalen Zusammenhang bedingt werden kann (vgl. Abb. 1.4).

Obgleich sich die obigen Ausführungen primär auf die Gestaltung des Lebensraums und insbesondere auf die psychosoziale Betreuung beziehen, darf der medizinisch-pflegerische Aspekt, z. B. in Form der Grund- und Behandlungspflege aufgrund der Gleichwertig-, Gleichzeitig- und Untrennbarkeit der einzelnen Faktoren der ganzheitlichen Pflege (körperbezogene Hilfen, psychosoziale Betreuung, lebensräumlicher Bezug) nicht unberücksichtigt bleiben. Gerade in diesem erworbenen Fachwissen und den Erfahrungen sieht Entzian die Grundlage für die Erbringung einer professionellen psychosozialen Betreuung.[173]

2.3 Motivation für den Beruf

Wie jede Handlung begründet sich auch die Berufswahl auf die Kombination von intrinsischen und extrinsischen Motiven. Der Wahl der Tätigkeit kommt hierbei eine besondere Bedeutung zu, da die Erwerbsarbeit verschiedene Funktionen erfüllt. Die Wahl basiert auf dem menschlichen Selbstverständnis, spiegelt dieses somit wider und dient zur Stabilisierung der Identität.[174] Zugleich gibt die Motivation für den Beruf Anhaltspunkte für das Pflegeverständnis, d. h. die individuelle Sichtweise auf die Bedeutung von Pflege. Das Bild wird multikausal beeinflusst, z. B. durch persönliche Erfahrungen, Wissen, moralische sowie ethische Werte und kann sich im Laufe der Zeit entsprechend ändern.

171 vgl. Nerdinger (2011), S. 78; vgl. Rastetter (2008), S. 18
172 vgl. Nerdinger (2011), S. 90; vgl. Burisch (2010), S. 99 f.
173 vgl. Entzian (2003), S. 17
174 vgl. Bremmes (2008), S. 57 u. 67

Wie bereits an der Handlungsepisode nach Burisch in Kapitel 1.4.3 erläutert wurde, verfolgt jede Aktion ein Ziel, das erreicht werden soll. So wie die Wahl der Berufstätigkeit per se vom eigenen Selbstverständnis beeinflusst wird, erfolgt die Arbeitsaufnahme unter mehreren Kalkülen, was an Maslows Bedürfnispyramide veranschaulicht werden kann (vgl. Abb. 2.1).

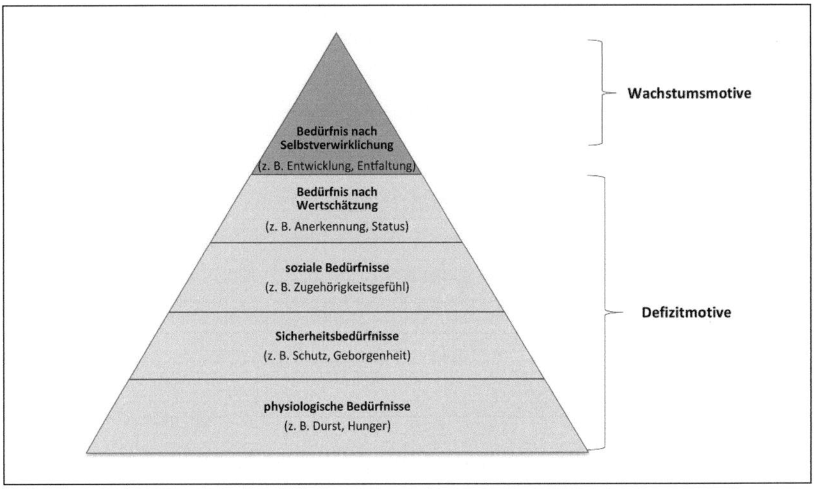

Abbildung 2.1: Bedürfnispyramide nach Maslow (vgl. Gebert/Rosenstiel, 2002, S. 46)

Nach Maslow können die Bedürfnisse in fünf verschiedene Dringlichkeitsstufen eingeteilt werden. Die physiologischen Bedürfnisse wie das Stillen von Durst und Hunger haben den höchsten Stellenwert und können z. B. mittels des erzielten Arbeitsentgelts aus der Tätigkeit befriedigt werden. Sind diese gestillt, werden die Sicherheitsbedürfnisse verfolgt, die bezogen auf die Arbeitswelt u. a. durch einen zeitlich unbefristeten Vertrag erreicht werden können. Die Nichterfüllung der unteren vier *Defizitmotive* führt zu Krankheit, während die Erfüllung des *Wachstumsmotivs* zu Gesundheit führen kann.[175]

175 vgl. Kirchler/Rodler (2008), S. 100 f.; vgl. Gebert/Rosenstiel (2002), S. 46 f.

In einer Befragung von 180 Auszubildenden der Altenpflege erhoben Noelle-Neumann und Haumann im Jahr 2000 Motive zur Wahl des Berufsfelds Altenpflege (vgl. Abb. 2.2).

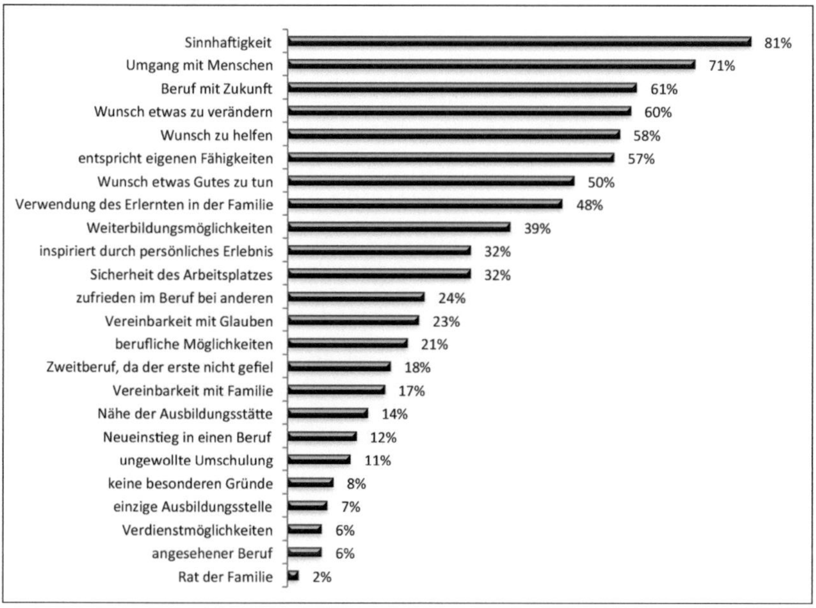

Abbildung 2.2: Die häufigsten Motivationsgründe für die Berufswahl in der Altenpflege (vgl. Noelle-Neumann/Haumann, 2000, S. 24 ff.)

Abbildung 2.2 zeigt die meistgenannten Motivationsgründe der Erhebung. Auffällig ist, dass wirtschaftliche oder prestigebedingte Kalküle, die nach Maslow zu den Grundbedürfnissen gehören, bis auf den Aspekt der Berufssicherheit nicht genannt wurden (Verdienstmöglichkeit 6 %, Ansehen des Berufs 6 %). Zudem kongruieren die Nennungen mit den aus der o. g. Definition abgeleiteten Anforderungen an den Beruf, wie z. B. Beziehungen aufzubauen oder anderen zu helfen. Die Ergebnisse der Befragung aus dem Projekt PflegeWert aus dem Jahr 2009 fallen ähnlich aus: 92,4 % schätzen die Tätigkeit als sinnhaft und 89,6 % als wichtig ein. Während die Ergebnisse von Noelle-Neumann und Haumann zeigen, dass die Motive der Berufswahl und, um diese zu befriedigen, im Umkehrschluss auch die Erwartungen an den Beruf mit der Definition des Berufsfelds kongruieren, lassen die Ergebnisse aus dem Projekt PflegeWert ein weiteres Bedürfnis erkennen: die Wertschätzung.[176]

Bei der Wertschätzung handelt es sich um eine Haltung des Herzens, die sich auf die eigene Person, die Mitmenschen sowie die natürliche Mitwelt bezieht und grundlegend den Ist-Zustand akzeptiert. Die Wertschätzung ist zu den Grundbedürfnissen des Menschen zu zählen (vgl. auch Abb. 2.1).[177] Nach der Umfrage des Projekts PflegeWert kann sich diese z. B. durch Danksagungen von Bewohnern oder durch Freude äußern, die sich in dem Besuch der Pflegekraft begründet. Auch die externe Wertschätzung der Gesellschaft und Öffentlichkeit wird als wichtig angesehen.[178]

Während der Wunsch, ohne erwartete Gegenleistung zu helfen, als altruistisch und damit bedingungslos als prosoziales Verhalten aufgefasst wird, erfolgt mit der erwarteten Gegenleistung wie Dankbarkeit in der Literatur häufig eine Assoziation mit dem von Schmidbauer geprägten **Helfersyndrom.**[179] Dieses begründet sich laut Schmidbauer in Mangelerlebnissen in der Kindheit, wie z. B. die empfundene oder tatsächliche Ablehnung durch die primären Bezugspersonen. Zwecks Kompensation des schwachen Selbstbilds identifizieren sich die Betroffenen als ideale Helfer-Gestalten.[180] Dies fußt allerdings nicht auf altruistischen Motiven, sondern auf dem Zwang, möglichst asymmetrische Beziehungen zu bilden und die Asymmetrie stetig zu stärken zwecks Befriedigung eines unersättlichen und unausgesprochenen Verlangens nach Zuwendung. Dies betrifft sämtliche Helfer, lediglich die Ausprägung differiert, je nachdem wie sehr der Beruf im Fokus des eigenen Lebens steht. Nach Schmidbauer ist Burnout in diesem Kontext typisch, da bei starker Ausprägung des Helfersyndroms die eigenen Erwartungen per se nicht erreicht werden können.[181] Auch Burisch teilt die Auffassung, dass die beschriebene Kombination eines geringen Selbstbilds mit einer zwanghaf-

176 vgl. von der Malsburg et al. (2012), S. 113 f.
177 vgl. Mettler von Meibom (2007), S. 11 u. 197
178 vgl. von der Malsburg et al. (2012), S. 118 f.
179 vgl. Schmidbauer (2002), S. 29; vgl. Hausmann (2009), S. 260; vgl. Schütze-Kreilkamp/Angenendt (2010), S. 123
180 vgl. Schmidbauer (2002), S. 5 u. 20
181 vgl. Schmidbauer (2002), S. 13, 21 u. 27

ten Fixierung auf ein unerreichbares Ziel zu Burnout führen kann.[182] Kempe et al. sowie Pfennighaus konnten in Studien eine Korrelation zwischen Burnout und entsprechenden Abhängigkeitsverhältnissen bzw. der Verdrängung eigener Bedürfnisse nachweisen.[183]

Diskutabel ist entsprechend nicht nur das Motiv helfen zu wollen, sondern auch das *Warum*. Die Vermutung, dass sich der Wunsch zu helfen per se auf Kindheitserfahrungen und daraus resultierenden narzisstischen Zügen begründet, führt dazu, alle Angehörigen eines Helferberufs zu pathologisieren bzw. letztendlich alle Dienstleister, die – wie Schmidbauer es vorschlägt – nicht nur das erzielte Entgelt als Lohn der Mühe begehren.[184] Hien beispielsweise konnte in seiner Befragung über die gesundheitliche Situation von Pflegekräften keine Hinweise auf ein manifestes Helfersyndrom evaluieren.[185] An dieser Stelle wird entsprechend davon ausgegangen, dass der Wunsch zu helfen auf ein multikausales Motivbündel mit überwiegend intrinsischen Beweggründen zurückzuführen ist.[186]

Ein Hinweis auf die Quelle des Wunsches nach Wertschätzung kann aus den zentralen Merkmalen von personenzentrierten Dienstleistungen abgeleitet werden. Kennzeichnend ist, neben der Intangibilität bzw. Immaterialität, das **Uno-actu-Prinzip**. Hiernach fallen der Produktions- und Konsumtionsprozess zeitlich zusammen, weswegen Lagerung und Transport der Dienstleistung nicht möglich sind und die Qualität bei Wiederholung durch limitierte Leistungsfähigkeiten unterschiedlich ausfallen kann.[187] Während beispielsweise ein Arbeitnehmer in der Industrie als Ergebnis seiner Arbeit ein manifestes Produkt erzielt, das er auf seine Qualitäten begutachten kann und das ihn, sofern es gelungen ist, mit Stolz erfüllt[188], ist dies aufgrund der Intangibilität im Rahmen der Altenpflege nicht ohne Weiteres möglich. Zudem besitzt diese, im Unterschied zur Krankenpflege, keinen kurativen Cha-

182 vgl. Burisch (2010), S. 207
183 vgl. Kempe et al. (1992), S. 49 f.; vgl. Pfenninghaus (2000), S. 76
184 vgl. Fengler (2002), S. 35 f.; vgl. Schmidbauer (2009), S. 67
185 vgl. Hien (2009), S. 66
186 vgl. Stens (2005), S. 44
187 vgl. Nerdinger (2011), S. 15
188 vgl. Reichwald et al. (2012), S. 21

rakter und kann damit naturgemäß keine dauerhafte Zustandsverbesserung der Bewohner erzielen.

In neuen Ansätzen wird das Modell des Produzentenstolzes im Kontext der Dienstleistung als handlungsbezogener Stolz auf die Altenpflege übertragen und in diesem Sinne quasi als psychologische Legimitation für das Begehr betrachtet.[189]

Es kann abschließend festgehalten werden, dass die grundlegende Motivation der Berufswahl kongruent mit den deklarierten Anforderungen an das Berufsfeld Altenpflege ist. Dies bedeutet im Umkehrschluss, dass auch die Erwartung oder – im Terminus der Handlungsepisode – das *Ziel* besteht, diese erfüllen zu können. Eine Prädisposition kann somit in Abhängigkeit von der Motivbasis vorliegen. Eine Pathologisierung per se, wie Schmidbauer es in seinem Modell darstellt, kann nicht nachvollzogen werden. Die Motive sind primär altruistisch begründet, wobei aufgrund der Paradoxie des Modells des Altruismus, von einem **reziproken Altruismus** (Erbringung der Pflege gegen u. a. Entgelt, Gefühl der Sinnhaftigkeit, Wertschätzung) gesprochen werden muss.[190]

Es gilt entsprechend in den nächsten Schritten zu evaluieren, inwiefern den Erwartungen und Bedürfnissen im Rahmen der Tätigkeit in der Altenpflege Rechnung getragen wird.

189 vgl. Birken et al. (2012), S. 566

190 Anmerkung: Selbst die Einstellung, ohne Gegenleistung helfen zu wollen, kann das Persönlichkeitsbild fördern. Dadurch ergibt sich die Paradoxie des Altruistischen Modells (vgl. Stern, 2005, S. 43).

3 Stressoren in der Altenpflege – der Weg in den Burnout

Im Folgenden werden die im Hinblick auf Burnout relevanten Belastungen nach psychischen und physischen Stressoren differenziert sowie (soweit möglich) die jeweils beeinflusste Dimension des MBI dargestellt, wobei es allerdings aufgrund der Wechselwirkungen mitunter zu Überschneidungen bzgl. der Genese kommen kann. Soweit nicht explizit darauf hingewiesen wird, beziehen sich die zitierten Studien ausschließlich auf die Altenpflege oder komparable nicht ärztliche Berufsfelder, wie z. B. die Krankenpflege. Hintergrund ist der, dass bedingt durch die unterschiedlichen Erwartungen, Handlungsmotive und Arbeitsbedingungen eine Übertragung von Erkenntnissen über andere Berufsgruppen (z. B. Lehrer, Techniker, Polizisten) nicht ohne Weiteres möglich ist.[191]

3.1 Psychische und psychosoziale Stressoren unter Berücksichtigung der Rahmenbedingungen

Um die aus der unmittelbaren Pflegetätigkeit und der Beziehung zu den Bewohnern resultierenden Burnout-Potenziale nachvollziehen zu können, bedarf es zunächst der Darstellung der Bewohnerstruktur und der Gründe für die Aufnahme in eine vollstationäre Einrichtung.

3.1.1 Pflegeverständnis und Versorgungsrealität

Neben der Voraussetzung der Kostenübernahme der stationären Pflege durch die soziale Pflegeversicherung gem. § 43 Elftes Buch Sozialgesetzbuch (SGB XI), können mittels des vorliegenden Grads der Pflegebedürftigkeit die Bewohner grundlegend nach dem Versorgungs- und Betreuungsaufwand differenziert werden. Nach § 14 SGB XI liegt Pflegebedürftigkeit vor, wenn auf Dauer wegen einer körperlichen, geistigen oder seelischen Krankheit oder Behinderung für die gewöhnlichen und regelmäßig wiederkehrenden Verrichtungen der Körperpflege, der Ernährung oder der Mobilität,[192] in er-

191 vgl. Burisch (2010), S. 90
192 Anmerkung: im Folgenden zusammengefasst unter dem Begriff „Verrichtungen"

heblichem oder höherem Maße sowie bei der hauswirtschaftlichen Versorgung per se, ein Hilfebedarf besteht.

Es wird hierbei zwischen drei bzw. vier Stufen der Pflegebedürftigkeit gem. § 15 SGB XI und § 17 SGB XI i. V. m. Nr. 4 Härtefall-Richtlinien (HRi) unterschieden, die anhand des durchschnittlichen Zeitaufwands und der Anzahl der notwendigen Hilfestellungen bei den Verrichtungen bemessen werden. Die verschiedenen Stufen mit dem jeweils verbundenen Zeitaufwand sind in Tabelle 3.1 dargestellt.

Pflegestufe	**täglicher Zeitaufwand in Minuten**	**davon für Grundpflege**	**Hilfebedarf täglich**
I erheblich pflegebedürftig	90	> 45	1-mal bei mind. zwei Verrichtungen
II schwerpflegebedürftig	180	120	3-mal zu verschiedenen Tageszeiten
III schwerstpflegebedürftig	300	240	rund um die Uhr, regelmäßig auch mehrfach nachts
IV Härtefallregelung	> 300 täglich, davon mindestens 3-mal in der Nacht oder nur von mehreren Pflegekräften auch des Nachts gemeinsam (zeitgleich) durchführbare Grundpflege		

Tabelle 3.1: Stufen der Pflegebedürftigkeit und deren Voraussetzungen gem. § 15 SGB XI u. § 17 SGB XI i. V. m. Nr. 4 Härtefall-Richtlinien (HRi)

Im Jahr 2009 verteilen sich bei den 699.672 vollstationär Gepflegten (Stand 2009), was 30 % aller Pflegebedürftigen entspricht, die Einstufungen in die Pflegebedürftigkeit im o. g. Sinne wie folgt (in Klammern wird die prozentuale Verteilung in der häuslichen Pflege ausgewiesen): 36 % Pflegestufe I (61 %), 42 % Pflegestufe II (30 %), 22 % Pflegestufe III inklusive der Härtefallregelung (9 %) und 1,4 % (k. A.), die zum Zeitpunkt der Erhebung noch keiner Pflegestufe zugeordnet waren (vgl. Abb. 3.1).

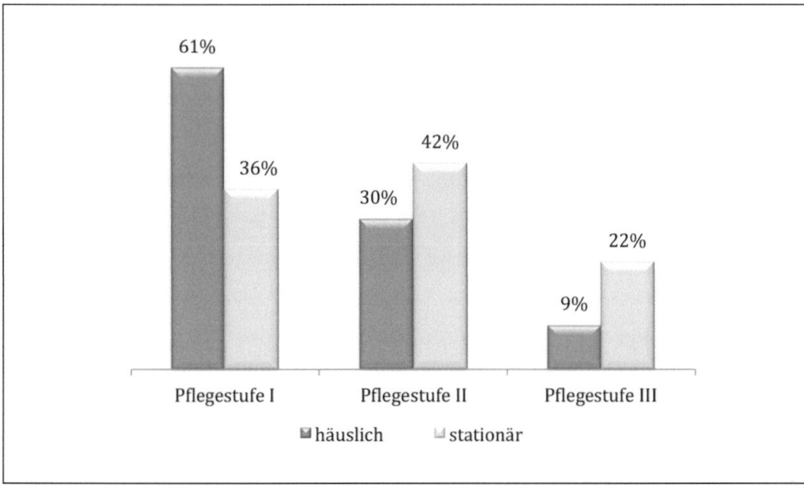

Abbildung 3.1: Eigene Darstellung der Verteilung der Pflegebedürftigen in der ambulanten und vollstationären Pflege (vgl. DESTATIS, 2011, S. 8 u. 20)

Aus den genannten Werten lässt sich erkennen, dass vollstationär Dauergepflegte in einem höheren Maße Pflegebedürftigkeit aufweisen als Pflegebedürftige in der häuslichen Versorgung. Zu beachten ist dabei, dass die grundlegende Voraussetzung für eine Aufnahme in die vollstationäre Einrichtung – insbesondere hinsichtlich einer Kostenbeteiligung der Leistungsträger aufgrund der Subsidiarität nach der häuslichen Pflege gem. § 3 SGB XI – die gutachterliche Feststellung der Notwendigkeit der vollstationären Pflege ist.[193] Nach den Begutachtungsrichtlinien liegt diese vor, wenn die häusliche Pflege nicht sichergestellt werden kann, was u. a. bei fehlender Pflegebereitschaft, bei Fehlen oder Überforderung der Pflegeperson, inadäquaten räumlichen Gegebenheiten, aufgrund des Schweregrads der Pflegebedürftigkeit (Stufe III) oder bei Selbst- und Fremdgefährdungstendenzen des Pflegebedürftigen gegeben ist.[194]

Bei den privattätigen Pflegepersonen handelt sich es überwiegend (73 %) um nahe weibliche Angehörige wie Töchter oder Schwiegertöchter, die oftmals, bedingt durch das klassische soziale Rollenverständnis in Verbindung

193 vgl. Fischbeck/Rink (2008), S. 197
194 vgl. MDS/GKV-Spitzenverband (Hrsg.) (2009), S. 83

mit den eigenen Moralvorstellungen und mangels anderweitiger Alternativen, die Durchführung der Pflege übernehmen.[195] Es vollzieht sich jedoch ein Wertewandel, in dessen Kontext die Wahrnehmung individueller Möglichkeiten zur Selbstbestimmung stetig an Bedeutung gewinnt. Durch die daraus resultierende, zunehmende Pluralisierung der Lebensformen (z. B. Single- und Ein-Eltern-Haushalte), Auflösung der klassischen Familienstrukturen (z. B. durch Scheidungen) und die Antizipation von beruflichen, finanziellen oder sozialen Benachteiligungen, wird voraussichtlich die Anzahl der informellen Pflegepersonen kontinuierlich abnehmen.[196]

Die o. g. Punkte finden Bestätigung in einer Erhebung basierend auf der Einschätzung des Pflegepersonals. Danach sind die wesentlichen Gründe für die Aufnahme in eine vollstationäre Einrichtung

- der schlechte Gesundheitszustand des Pflegebedürftigen,
- fehlende und/oder überlastete Pflegepersonen und
- der Wunsch des Pflegebedürftigen, seinen Angehörigen nicht zur Last zu fallen.[197]

Nach den Umfrageergebnissen des Altenpflegemonitors 2010 können sich lediglich 18 % der Befragten grundsätzlich vorstellen, in einer vollstationären Einrichtung gepflegt zu werden. Eine deutliche Präferenz besteht zu einer häuslichen Versorgung (durch einen Pflegedienst 41 %, durch Angehörige 40 %) sowie zu alternativen Wohnformen wie dem betreuten Wohnen (34 %), Mehrgenerationenhäusern (22 %) oder anderweitigen Wohngemeinschaften (22 %).[198] Als Konklusion lassen sich diese Ergebnisse als weiterer Filter für eine Heimaufnahme ansehen, womit diese im Falle der Ermangelung von gesundheitlichen und sozialen Ressourcen sowie der Unmöglichkeit der Inanspruchnahme von alternativen Wohnformen zum Tragen kommt.

Der Einzug in die Einrichtung ist für die Bewohner oftmals ausgelöst durch oder verbunden mit dem Verlust der Bezugs- und Pflegepersonen.[199]

195 vgl. Meyer (2006), S. 18
196 vgl. Meyer (2006), S. 23; vgl. Goldmann et al. (2003), S. 203 f.
197 vgl. Schneekloth (2006), S. 15
198 vgl. Evangelische Heimstiftung GmbH et al. (2010), S. 19
199 vgl. Zellhuber (2005), S. 84

Neben der Sicherstellung der somatischen Bedürfnisse, wie z. B. Versorgung mit Nahrung, gilt es auch, psychische und soziale Bedürfnisse wie den Erhalt von freier Selbstbestimmung, eigener Individualität, Geselligkeit, Kommunikation, Freizeitgestaltung und sozialen Bindungen zu befriedigen.[200]

In diesem Kontext ergibt sich, resultierend aus der zunehmend späteren Aufnahme in die stationäre Versorgung, ein ansteigender Versorgungsbedarf. Der Grad der Versorgungsbedürftigkeit als Einflussfaktor für Burnout findet sich zum einen bei der Theorie von Maslach (workload) und konnte zum anderem in Studien mit dem Faktor der Depersonalisation in Verbindung gestellt werden.[201]

Kennzeichnend für die Bewohnerstruktur ist, neben der grundlegenden Multimorbidität und dem damit erhöhten Bedarf an Grund- und Behandlungspflege, insbesondere das Vorliegen demenzieller Erkrankungen.[202] Laut dem Robert Koch-Institut zeigen ca. 60 % aller Bewohner demenzielle Veränderungen. Da trotz vorliegender Einschränkungen die Verrichtungen des täglichen Lebens noch eigenständig durchgeführt werden können, müssen diese Veränderungen nicht obligatorisch mit einer hohen Pflegestufe korrelieren.[203] Exemplarisch hierfür ist der nicht in der Pflegestatistik ausgewiesene, rein selektiv anspruchsberechtigte Personenkreis auf zusätzliche Betreuungsleistungen gem. § 45 a SGB XI (umgangssprachlich auch „Pflegestufe 0"), der ca. 3 % der vollstationär Gepflegten umfasst.[204] Die verschiedenen Formen der demenziellen Erkrankungen (z. B. Morbus Alzheimer, Multiinfarktdemenz) und Ursachen sind sehr vielschichtig. Da dieser Bereich nicht Schwerpunkt der Arbeit ist, wird hierbei nicht in die Tiefe gegangen. Stark vereinfacht handelt es sich bei demenziellen Erkrankungen um Erkrankungen des Gehirns, die mit einer langsam fortschreitenden Degeneration des Nervengewebes einhergehen.[205] Kennzeichnend ist eine stadienbedingte Symptomvielfältigkeit, die sich über Merk- und Wortfindungsstörungen, Zwangssymptome, einen gestörten Tag-Nacht-Rhythmus, aggressives Ver-

200 vgl. MBV NRW (2005), S. 9
201 vgl. Maslach et al. (2001), S. 415; vgl. Cocco et al. (2003), S. 84
202 vgl. Bräutigam (2008), S. 4
203 vgl. RKI (2005), S. 9; vgl. Landtag NRW (2005), S. 171
204 vgl. Seibold (2008), S. 33; vgl. DESTATIS (2011), S. 15; vgl. TNS Infratest Sozialforschung (2011), S. 125
205 vgl. Gehlen (2010), S. 262

halten bis zu völliger Apathie im Endstadium erstreckt.[206] Der besondere Belastungsgrad für das Pflegepersonal ergibt sich zum einen durch das erforderliche hohe Maß an Empathie, Toleranz, Geduld und an fachlicher Expertise bei dem häufig situativ unangemessenen Verhalten der Bewohner. Zum anderen befindet sich das Personal, angesichts des nicht umkehrbaren Fortschreitens des Krankheitsbilds, in der Gefahr, in einen Zwiespalt zwischen der geforderten bedingungslosen Zuwendung als Dogma der Beziehungspflege und der Resignation in Form des therapeutischen Nihilismus zu geraten.[207] Die Gefahr dieses Zwiespalts besteht ebenfalls bei der Pflege von depressiven Bewohnern (depressive Stimmungslage bei ca. 70 % der stationär Gepflegten, manifeste Depression 18 %–38 %), da auch hier die Aktivierung im Sinne einer angeleiteten Pflege zur Nutzung, Bewahrung und Förderung der vorhandenen Ressourcen des Pflegebedürftigen mit einem erheblichen Ressourcenaufwand (zeitlich, körperlich sowie emotional) verbunden ist.[208]

Während sich der o. g. Versorgungsbedarf aus den sozialen und gesundheitlichen Ressourcen der Bewohner bedingt, wird eine Vielzahl weiterer Soll-Vorgaben der Pflege durch multiple Einflüsse deklariert, z. B. durch

- individuelle (Pflegeverständnis),
- institutionelle (Pflegeleitbilder, Dienstanweisungen),
- wissenschaftliche (Pflegetheorien und -konzepte, neue Behandlungsmethoden),
- gesetzliche (SGB XI, Pflege-TÜV, Qualitätsvereinbarungen, Rahmenverträge) und
- gesellschaftliche Einflüsse (anhand Normvorstellungen).

Die Aufzählung ist bei Weitem nicht abschließend, entstammt in den wenigsten Fällen aus der Altenpflege als Profession selbst und steht häufig in konfliktärer Beziehung zu deren eigener Auffassung, wodurch die Disziplin eine grundsätzliche Fremdbestimmung und Einschränkung der Autonomie

206 vgl. Grond (2009), S. 48 ff.
207 vgl. Hölzer (2003), S. 76; vgl. Grond (2009), S. 55; vgl. Fengler (2001), S. 60
208 vgl. BGW (2006), S. 15; vgl. Seel/Hurling (2005), S. 903 f.; vgl. Ackermann (2005), S. 130 f.

per se erfährt.[209] Die freie Selbstbestimmung im Rahmen der Tätigkeit gilt jedoch als protektiver Faktor sowohl in den unmittelbaren Burnout-Theorien (z. B. Burisch) als auch in den mittelbar eingesetzten Theorien (z. B. das JD-C-Modell) und konnte als Einflussfaktor auf die intrinsische Motivation als Burnout-Indikator nachgewiesen werden.[210]

Eine der auswirkungsreichsten Einschränkungen im unmittelbaren Pflegealltag wird durch die Vorgaben von Personalschlüsseln seitens der Kostenträger bedingt, die sich anhand der Pflegestufen der Bewohner bemessen und länderspezifisch geregelt sind.[211] In dem Evaluationsbericht des Modellprojekts Arbeitsschutz in der Altenpflege (AIDA) wurde exemplarisch der Personalschlüssel für Nordrhein-Westfalen einer Vollzeitpflegekraft auf Basis einer 38,5 Stundenwoche mit einer bereinigten Nettoarbeitszeit von 33,4 Stunden zugrunde gelegt. Der Personalschlüssel ergibt sich durch die Bemessung der Pflegestufen mittels des täglichen Hilfebedarfs. Hierbei ergeben sich die in Tabelle 3.2 dargelegten potenziellen Zeitkorridore.

Pflegestufe	**Anzahl Pflegekraft pro Bewohner**	**Pflegeminuten Bewohner pro Woche**	**Zeitkorridor pro Woche in Minuten**		
			Minimalwert	Mittelwert	Maximalwert
0	1:8	250,5	0	164,5	315
I	1:4	501	322	577,5	833
II	1:2,5	801,6	840	1256,5	1673
III	1:1,8	1113,3	1680	2096,5	2513

Tabelle 3.2: Personalschlüssel und Zeitkorridore der vollstationären Altenpflege in NRW (vgl. Mehlan/Engels, 2011, S. 21)

Während beispielsweise Maßgabe für die Pflegestufe I ein täglicher Grundpflegebedarf von mindestens 46 Minuten ist, wird für die Einstufung in die nächsthöhere Pflegestufe ein Grundpflegebedarf von mindestens 120 Minuten benötigt (vgl. Tab. 3.1). Entsprechend entsteht für die Pflegestufe I ein

209 vgl. Hien (2011), S. 35; vgl. Twenhöfel (2007), S. 213
210 vgl. Burisch (2010), S. 151; vgl. Lanz (2010), S. 49; vgl. Rösing (2011), S. 145; vgl. Jenull et al. (2008), S. 22 f.
211 vgl. Ben-Khalifa/Hellmann (2005), S. 81

täglicher, möglicher Zeitkorridor von maximal 73 Minuten täglich und 833 Minuten wöchentlich. Selektiv betrachtet ergibt sich bereits ausgehend von den Minimalwerten ab Pflegestufe II ein Defizit (vgl. Tab. 3.2). Bei einer Szenariorechnung für eine Station mit 30 Bewohnern mit der Verteilung Pflegestufe I 35 %, Pflegestufe II 44 %, Pflegestufe III 21 %, ergibt dies je nach Zeitkorridor durchschnittlich ein wöchentliches Defizit zwischen 2.205 und 23.814 Minuten.[212]

Tätigkeitstypen	Fachkraft	Hilfskraft
Grundpflege	32,1 %	70,7 %
Behandlungspflege	27,8 %	3,8 %
Leitung/Koordination	12,5 %	–
Dokumentation	10,6 %	6,5 %
Vor-/Nachbereitung	7,8 %	4,6 %
Übergabe/Information	5,0 %	7,8 %
hauswirtschaftliche Tätigkeit	2,1 %	–
Pause	1,4 %	4,8 %
Sonstiges	0,6 %	1,3 %

Tabelle 3.3: Tätigkeitstypen und Zeitbedarf nach Qualifikation, verkürzte Darstellung (vgl. Mehland/Engels, 2011, S. 33)

In Anbetracht des Umstands, dass sich die Pflegestufen ausschließlich anhand des Grundpflegebedarfs bemessen, der lediglich einen Teil der Tätigkeit ausmacht (vgl. Tab. 3.3), können die im Rahmen einer Befragung der Forschungsgesellschaft für Gerontologie (FFG) aus dem Jahr 2004 zehn meist genannten Belastungen bzgl. Arbeitsorganisation und Umgang mit dem Bewohner plausibel nachvollzogen werden:

- zu wenig Zeit für den einzelnen Bewohner (91 %)
- zu wenig Personal (85,9 %)

212 vgl. Mehlan/Engels (2011), S. 21

- Zeitdruck (83,8 %)
- zu viele anderweitige Tätigkeiten (83,1 %)
- zu viele gleichzeitige Anforderungen (74,1 %)
- viele Bewohner alleine zu versorgen (72,7 %)
- keine Erholungsmöglichkeiten (71,9 %)
- Verantwortung für zu viele Bewohner (64,9 %)
- unangemessene Ansprüche der Angehörigen (62 %)
- unangemessene Ansprüche der Bewohner (57,1 %)[213]

In den durchgeführten Studien konnten folgende Korrelationen hinsichtlich der Dimensionen des MBI nachgewiesen werden (vgl. Tab. 3.4):

Faktor	Dimension	
	emotionale Erschöpfung	**Depersonalisation**
zahlenmäßiges Verhältnis von Betreuten zu Pflegekraft	X	X
Arbeitsmenge	X	X
unzureichende Ressourcen		X
Zeitdruck	X	

Tabelle 3.4: Korrelationen der Belastungen und der Dimensionen des MBI (eigene Darstellung)

Essenziell ist die sich daraus ergebende Kausalität im Pflegealltag, um bei den o. g. Belastungen zwischen Schattenseiten, die mit den meisten Berufen verbunden sind, und Prädiktoren für Burnout zu differenzieren.[214]

3.1.2 Die Beziehung zu den Bewohnern

Die Tätigkeit in der Altenpflege birgt per se grundlegende Potenziale für die Entstehung von Rollenkonflikten bei den Beschäftigten,[215] was an dieser

213 vgl. Frerichs et al. (2004), S. 99 f.; Anmerkung: in Klammern der Wert „trifft zu"
214 vgl. Burisch (2010), S. 76
215 vgl. Wirsing (2007), S. 170

Stelle mittels einer modifizierten Variante der Dienstleistungsdyade erläutert wird, die ein allgemeines, psychologisches Modell zur Darstellung von Dienstleistungsbeziehungen ist.

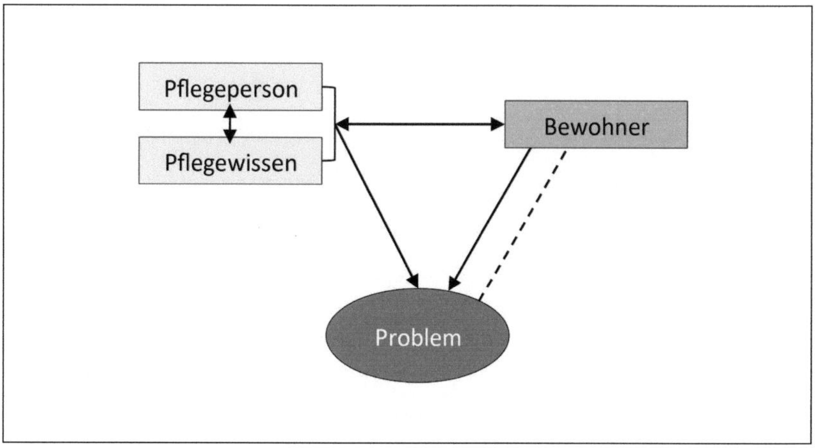

Abbildung 3.2: Einbindung der Berufsrollen nach Voges in die Dienstleistungsdyade nach Nerdinger (vgl. Nerdinger, 2011, S. 28)

Nach Nerdinger steht das Problem des Kunden im Mittelpunkt der Dienstleister-Kunden-Beziehung.[216] In diesem Kontext sind die Probleme die aus der Pflegebedürftigkeit resultierenden Einschränkungen. Kernpunkt der Bezugspflege ist es, im Rahmen der Pflegebeziehung basierend auf gemeinsamer Wertschätzung und der fachlichen Expertise die Asymmetrie der Beziehung zwischen Pflegeperson und Bewohner mittels einer selbstbestimmten Kompensation in Form von Beratung, Unterstützung und Anleitung auszugleichen.[217] In Abbildung 3.2 wird die soziale Beziehung zwischen Pflegeperson und Bewohner durch den wechselseitigen Pfeil dargestellt. Die unidirektionalen Pfeile verdeutlichen zum einen die Tätigkeit der Pflegeperson und zum anderen die für die symmetrische Ko-Produktion notwendige Mithilfe des Bewohners analog zu Nerdingers Modell.[218] Eine Herstellung der Sym-

216 vgl. Nerdinger (2011), S. 27
217 vgl. Seel/Hurling (2005), S. 81
218 vgl. Nerdinger (2011), S. 28

metrie ist jedoch nicht möglich, wenn die Gegenseitigkeit von einer Partei aufgehoben wird. Dies ist z. B. dann gegeben, wenn seitens der Bewohner – oftmals unter Berufung auf das Gleichgewicht von Bezahlung und Leistung – die vollständige Übernahme der Tätigkeiten gefordert wird, wodurch die Pflegekräfte unter Zugzwang gesetzt werden (symbolisiert in Abb. 3.2 durch die gestrichelte Linie).[219] Eine Verschiebung seitens der Pflegekräfte ist ebenso möglich, da die Pflegebeziehung in der Regel nicht ausdrücklich auf Sympathie beruht, sondern situativ nach organisatorischen Gegebenheiten (z. B. durch Dienstplanung) entschieden wurde.[220] Entsprechend liegen die Präferenzen bei Bewohnern, die als sympathisch empfunden werden und im Sinne der Pflegekräfte mitwirken.[221] Unter Erweiterung von Voges Begriff der Berufsrolle, entscheidet das Personal das eigene situative Handeln durch die Abwägung zwischen den beiden Bestandteilen der Berufsrolle, d. h. zwischen der eigenen Person geleitet durch subjektive Bewertungs- und Handlungsmuster und dem Pflegewissen (u. a. Berufsethos, Pflegekonzepte).[222] Interrollenkonflikte entstehen, wenn entgegen dem Pflegewissen Handlungen vorgenommen (z. B. unnötige, vollständige Übernahme von Verrichtungen statt Hilfestellung) oder unterlassen werden (z. B. eine notwendige Lagerung), wobei dies unabhängig von der Zustimmung des Bewohners gilt. In beiden Fällen agiert die Pflegekraft entgegen ihrem Pflegewissen und damit gegen einen grundlegenden Teil ihrer beruflichen Identität.[223]

219 vgl. Düx (1997), S. 27 f.; vgl. Nerdinger (2011), S. 29
220 vgl. Entzian (2003), S. 55
221 vgl. Müller (2001), S. 188
222 vgl. Voges (2002), S. 159
223 vgl. Wirsing (2007), S. 172

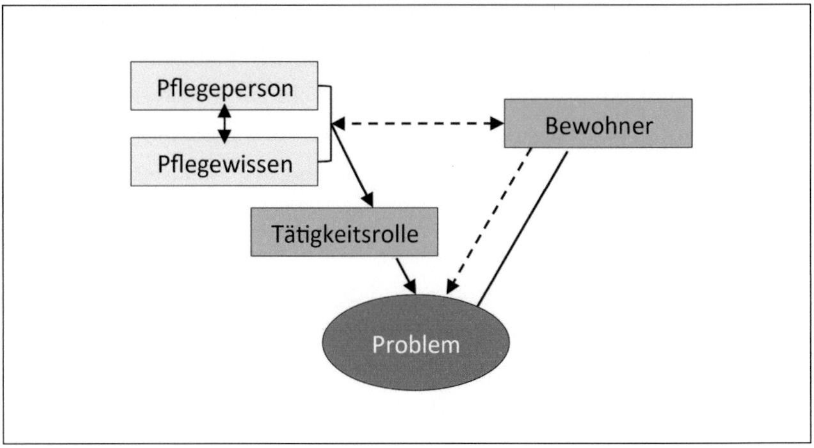

Abbildung 3.3: Einbindung der Berufs- und Tätigkeitsrollen nach Voges in die Dienstleistungsdyade nach Nerdinger (vgl. Nerdinger, 2011, S. 28)

In Anbetracht des Umstands, dass in Studien ein Zusammenhang von Rollenambiguitäten und -konflikten bei Pflegekräften mit einer Erhöhung der Depersonalisation nachgewiesen wurde,[224] wird das Gefährdungspotenzial entsprechend durch die Einbeziehung der o. g. Rahmenbedingungen vergrößert.

Nach der sogenannten NRW-Studie entfallen auf die psychosoziale Betreuung ohne ggf. notwendige Interventionen (z. B. bei Unruhezuständen) pro Bewohner 11,2 Minuten am Tag.[225] Wie in Abbildung 3.3 durch die gestrichelte Linie veranschaulicht wird, tritt daraus resultierend die soziale Beziehung zu den Bewohnern in den Hintergrund, obwohl diese Kernpunkt der Pflegetheorien ist und zudem protektiven Charakter in Bezug auf Burnout hat.[226] Zu dem Konflikt der beiden Bestandteile der Berufsrolle tritt ergänzend die Tätigkeitsrolle, die durch die konkreten Arbeitsbedingungen bzgl. der Umsetzbarkeit der getroffenen Entscheidung eine weitere Filterfunktion besitzt[227] und damit die Handlungsautonomie stark einschränkt. Resümee ist, dass die Pflege oftmals nicht in Abstimmung mit der zu betreuenden Per-

224 vgl. Shinan-Altman/Cohen (2009), S. 680 f.; vgl. Rafnsdottir et al. (2004), S. 52 f.
225 vgl. Wingenfeld/Schnabel (2002), S. 66
226 vgl. Schmidt et al. (o. A.), S. 143 f.
227 vgl. Voges (2002), S. 160

son und auch nicht mit unterstützendem Charakter durchgeführt, sondern vollständig übernommen wird. Damit entspricht es weder den gesetzlichen Vorgaben, wie z. B. der aktivierenden Pflege gem. § 11 (1) SGB XI, noch den pflegewissenschaftlichen Erkenntnissen und wird zudem der Berufsrolle nicht gerecht.[228]

Angesichts der daraus resultierenden Rollenüberforderung verbleiben den Pflegekräften unter Adaption der Coping-Strategien nach Pines et al. (vgl. Kap. 1.4.3) vier Handlungsalternativen:

1. **Anpassung des eigenen Pflegeverständnisses sowie Gewissens und damit Distanzierung von oder Schottung der Berufsrolle:**
   → kann bei Gelingen eine protektive Wirkung besitzen, steht aber konträr zu den Anforderungen und Erkenntnissen und erhöht während des Anpassungsvorgangs die emotionale Erschöpfung[229]
2. **Flucht**
   → z. B. durch Tätigkeitswechsel oder Erkrankung, wie z. B. Burnout
3. **situative Akzeptanz der Missverhältnisse**
   → geht mit Gewissenskonflikten einher und führt dadurch bedingt zu einer erhöhten emotionalen Erschöpfung[230] und führt bei Überschreitung der Belastungsgrenze zu Alternative 1) oder 2)
4. **Versuch, die Missverhältnisse mit erhöhtem Engagement und ggf. durch eigene Aufopferung zu kompensieren**
   → mündet bei Erschöpfung der Ressourcen ebenfalls in Alternative 1) oder 2) und weist zudem Parallelen zu Schmidbauers Helfersyndrom sowie dem Overcommitment nach Freudenberger auf (vgl. Kap. 1.4.1 und 2.3)[231]

Neben den bereits ausgeführten tätigkeitsbedingten Belastungen ergibt sich somit das grundlegende Dilemma, dass die selbst- und fremdgesteck-

---

228 vgl. Kranich (2011), S. 83
229 vgl. Glasberg et al. (2007), S. 400
230 vgl. Juthberg et al. (2008), S. 1904
231 vgl. Kreimer (2004), S. 107; vgl. Hien (2009), S. 16 u. 86 f., vgl. Müller (2001), S. 249; vgl. Kranich (2011), S. 83

ten Ziele und Erwartungen wie die wechselseitige und gemeinschaftliche Pflegearbeit, in Form der Einräumung von beidseitiger Autonomie und Anwendung moderner pflegewissenschaftlicher Erkenntnisse, nicht erfüllt werden können. Daraus resultierend bleibt somit das Erfolgserlebnis – die subjektive Wahrnehmung als gute Pflegekraft – verwehrt. Anstelle dessen besteht ein eindeutiges Machtgefälle (Rahmenbedingungen → Pflegekräfte → Bewohner).

Die stationäre Altenpflege besitzt damit, wie in der Vergangenheit (vgl. Kap. 2.1), Eigenschaften des Modells der totalen Institution nach Goffman (z. B. hierarchiegestützte Machtausübung, explizite Regeln und Tagesabläufe), obwohl dies nicht beabsichtigt wird, sondern aus wirtschaftlichen Gründen entsteht (damit Pseudo-Totale-Institution). Die Folge ist de facto die Konterkarierung der eigenen Dogmen und Lehren.[232] In Kombination mit der bestehenden Handlungsohnmacht ergibt sich eine wie von Burisch beschriebene, typische Fallensituation.[233]

3.1.3 Grenzsituationen

Der Begriff der Grenzsituation oder auch Grenzerfahrung wurde von Karl Jaspers geprägt und umschreibt Situationen, die durch das Erleben von Leid, Schuld, Schicksal sowie Sterben gekennzeichnet sind und weder kontrollierbar noch veränderbar sind.[234] Grenzsituationen in der Pflege treten durch die damit verbundene Nähe und Intimität zwischen Pflegekraft und -bedürftigen auf, z. B. im Zusammenhang mit dem Erleben von Ekel und Scham, Aggression und Gewalt sowie dem Sterben.[235]

Ekel

Ekel ist eine grundlegend genetisch verankerte starke Emotion, auch als Affekt bezeichnet und kann nur bedingt, z. B. durch Erziehungsprozesse und Gewöhnung, beeinflusst werden.[236] Es handelt sich hierbei um einen Schutz-

232 vgl. Goffmann (2011), S. 25 f.; vgl. Kranich (2011), S. 32; vgl. Heinzelmann (2004), S. 245 f.
233 vgl. Burisch (2010), S. 216 f.
234 vgl. Wiehl (2004), S. 26 f.
235 vgl. Zenneck (2008), S. 941
236 vgl. Ringel (2000), S. 18

mechanismus (beispielsweise zur Warnung vor verdorbener Nahrung), der vornehmlich durch optische (Anblicke), olfaktorische (Gerüche), haptische (Ertasten) und nachrangig durch akustische (Geräusche) Sinneswahrnehmungen ausgelöst wird.[237] Beim Einsetzen der Emotion zeichnet sich psychologisch eine Fluchtambition und physiologisch u. a. eine Veränderung der Mimik, Erhöhung der Herzfrequenz, Übelkeit und ggf. das Einsetzen eines Würgereflexes ab.[238] Es wird nach Grond im Kontext der Pflegetätigkeit folgende Reihenfolge für Ekel-Auslöser angegeben: Urin, Stuhl, Sperma, Dekubitusbelag,[239] Erbrochenes, Sputum und ausgespuckter Kot.[240]

Je direkter der Kontakt mit den o. g. Ausscheidungen ist, desto intensiver wird das Ekelgefühl empfunden.[241] Situativ liegen entsprechend Potenziale vor allem bei der Ausübung der Grund- und Behandlungspflege vor, wobei aufgrund der damit verbundenen Intimität oftmals neben Ekelgefühlen bei der Pflegekraft, Schuldgefühle bei den Bewohnern sowie beiderseits Scham erlebt werden.[242] Als Belastungsfaktor gilt hierbei – neben der Überwindung der Fluchtambition – insbesondere die Unterdrückung der Affektexpression vor dem Pflegebedürftigen und auch vor den Arbeitskollegen, da bis heute die These gilt, dass die Empfindung von Ekel ein Zeichen von Schwäche und Inkompetenz einer Pflegekraft ist.[243]

Hinsichtlich Burnout wird in der Literatur bei der Empfindung von Ekel im Rahmen der Pflegearbeit oftmals die Belastung durch die Emotionsarbeit als Prädiktor genannt. Zwecks Unterdrückung der eigenen Gefühle wird diese eingesetzt, um Stärke und Kompetenz zu beweisen und die Bewohner emotional nicht zu verletzen. Durch die Wahrnehmung des Empfindens von Ekel als Tabu besteht die mangelnde Möglichkeit der Aufbereitung der Thematik.[244] Im Rahmen der Recherche konnte keine Studie bzgl. der Validierung

237 vgl. Krey (2003), S. 72; vgl. Ekert/Ekert (2005), S. 174
238 vgl. Krey (2003), S. 71
239 Anmerkung: Ein Dekubitus ist ein infolge von Auflagedruck und damit Minderdurchblutung bedingtes Hautgeschwür, das je nach Schweregrad mit Verwesung einhergehen kann (vgl. Said, 2011, S. 799 f.).
240 vgl. Grond (2009), S. 124 f.
241 vgl. Ringel (2000), S. 33
242 vgl. Seel/Hurling (2005), S. 121
243 vgl. Krey (2003), S. 71; vgl. Ringel (2000), S. 33
244 vgl. Grond (2009), S. 125; vgl. Krey (2003), S. 71; vgl. Hofmann (2008), S. 720 f.; vgl. Kranich (2011), S. 89; vgl. Maslach et al. (2001a), S. 33

der These gefunden werden, womit diese zwar plausibel anmutet aber hermeneutisch bleibt.

Gewalt und sexuelle Übergriffe

Während bisher weitestgehend die strukturelle und indirekte Gewalt durch die vorliegenden Rahmenbedingungen dargestellt wurde, befasst sich dieses Kapitel mit der direkten Gewalt, die körperlich, psychisch oder sexuell erfolgen kann.[245] Zunächst erfolgt eine Betrachtung der gegen Pflegekräfte von den Bewohnern ausgeübten Gewalt.

Im Rahmen der NEXT-Studie gaben 69,1 % der befragten Pflegekräfte an, dass sie Erfahrungen mit aggressiven und unfreundlichen Bewohnern haben. Davon sehen sich 26 % kontinuierlich mit der Problematik konfrontiert. Lediglich in der Psychiatrie wurde das Phänomen mit 70,3 % häufiger verzeichnet. Im Vergleich bejahten Beschäftigte auf einer Normalstation im Krankenhaus dies zu 56,8 %.[246]

Grundlegend lassen sich drei Kategorien der Gewalt unterscheiden:

1. **physisch**, z. B. kratzen, beißen, schlagen, bespucken, würgen sowie das Bewerfen mit Gegenständen oder Ausscheidungen
2. **psychisch**, z. B. beleidigen, bedrohen, Verweigerung der Pflege, Verbreiten von Gerüchten sowie Autoaggression, wie z. B. durch absichtliches Einnässen oder Einkoten
3. **sexuell**, z. B. Aufforderung zu sexuellen Handlungen mittels Worten oder Gesten, Entblößung sowie die Berührung an intimen Stellen[247]

Die Ursachen für Gewalt sind vielfältig. Sie begründen sich u. a. durch

- Frustration (infolge der strukturellen Rahmenbedingungen, die auf die Pflegekräfte projiziert wird),
- den Wunsch, im Rahmen der Dienstleistungsbeziehung Dominanz zu demonstrieren,

245 vgl. Grond (2007), S. 17
246 vgl. Simon et al. (2005), S. 19
247 vgl. Grond (2007), S. 31 f.; vgl. Höfert (2006), S. 139

- persönliche Antipathie,
- Erkrankungen (z. B. Demenzen oder psychische Krankheitsbilder) sowie
- Nebenwirkungen der Medikation.[248]

Neben den ggf. unmittelbaren Verletzungsfolgen können – analog zu allgemeinen Gewaltopfern – psychologische Traumata entstehen, wie z. B. Schock, Apathie, Schlafstörungen und Veränderungen in der Beziehung.[249] Im speziellen Kontext bleibt die Selbstwahrnehmung als gute Pflegekraft aus und je nach Begründung für die erfahrene Gewalt wird mit Mitleid und Verständnis reagiert, was mit Selbstbeschuldigungen einhergehen kann.[250] Bzgl. der Entstehung von Burnout konnte ein Zusammenhang zwischen erfahrener verbaler und psychischer Gewalt im Pflegeberuf und erhöhter emotionaler Erschöpfung sowie, infolge körperlicher Gewalt, einer erhöhten Depersonalisation festgestellt werden.[251]

Im Rahmen der aggressiven Gewalt gegen Pflegebedürftige ergibt sich eine mangelnde Trennschärfe bzgl. der Abgrenzung zur strukturellen Gewalt. So erfüllt beispielsweise die Anlage einer Ernährungssonde (perkutane endoskopische Gastrostomie) bei Nichtvorliegen einer medizinischen Notwendigkeit, sondern aus wirtschaftlichem und/oder organisatorischem Kalkül, den Tatbestand der Körperverletzung.[252] Die Fixierung der Bewohner durch Medikamente, Bettgitter etc. erfüllt aus identischen Gründen den Tatbestand der Freiheitsberaubung.[253]

Fokus der Betrachtung ist an dieser Stelle ausschließlich die individuell bedingte, direkte personelle Gewalt gegenüber Pflegebedürftigen. Diesbezüglich kann auf die o. g. Dreiteilung in physische, psychische und sexuelle Gewalt zurückgegriffen werden, weswegen an dieser Stelle auf eine erneute

248 vgl. Wirsing (2007), S. 188 f.; vgl. Grond (2009), S. 207; vgl. Grond (2007), S. 34 f.; vgl. Zellhuber (2005), S. 84
249 vgl. Herold (2002), S. 197; vgl. Grond (2007), S. 49
250 vgl. Schneider (2002) S. 81; vgl. Grond (2007), S. 30; vgl. Herold (2002), S. 197
251 vgl. Evers et al. (2002), S. 7 f.
252 vgl. Kaatsch (2001), S. 138
253 vgl. Höfert (2006), S. 128 f.

Darstellung verzichtet wird. Es bedarf jedoch der Ergänzung um die Faktoren der Ausübung und Unterlassung.[254]

Die Art und der Schweregrad der literaturseitig beschriebenen Gewalt, die Bewohner erfahren, hat vergleichsweise zu der Gewalt gegenüber Pflegekräften eine erheblich breitere Spannweite. Sie umfasst unmerklich eingesetzte Sanktionen wie Meidung und Kommunikationsentzug bis hin zu vorsätzlicher Körperverletzung, Vergewaltigung, Totschlag und Mord.[255] Bzgl. der Fallzahlen existieren nur wenige offizielle Statistiken.[256]

Verhaltensmuster	selbst Akteur	Beobachter
physische Misshandlung	23,5 %	34,9 %
psychische Misshandlung/verbale Aggression	53,7 %	61,8 %
unangemessene mechanische Freiheitseinschränkung	28,3 %	39,3 %
unangemessene medikamentöse Freiheitseinschränkung	5,5 %	12,5 %
pflegerische Vernachlässigung	53,7 %	59,6 %
psychosoziale Vernachlässigung	29,6 %	34,1 %
sexuelle Belästigung	–	1,1 %
mindestens eine der Formen	71,5 %	71,2 %

Tabelle 3.5: Zwölf-Monats-Prävalenz selbst berichteter und beobachteter Formen der Viktimisierung von Bewohnern durch Pflegekräfte (Görgen, 2009, S. 487)

Tabelle 3.5 zeigt eine Auswertung der Selbst- und Zeugenberichte von professionellen Pflegekräften im Rahmen einer Befragung bzgl. ausgeübter Gewalt an Bewohnern in der stationären Pflege in den letzten zwölf Monaten. 71,5 % der Teilnehmer gaben an, selbst Gewalt angewendet zu haben; 71,2 % haben die Anwendung bei Arbeitskollegen beobachtet. Hierbei stehen psychische Misshandlungen (53,7 % als Akteur, 61,8 % als Beobachter) und pflegerische Vernachlässigungen (53,7 % als Akteur, 59,6 % als Beobachter) im Vorder-

254 vgl. Grond (2007), S. 82
255 vgl. Zellhuber (2005), S. 85; vgl. Düx (1997), S. 98; vgl. Grond (2007), S. 84 ff.; vgl. Schneider (2002), S. 62 ff.
256 vgl. Grond (2007), S. 73

grund. Bzgl. der Schweregrade der Taten bzw. deren Folgen liegen keine Daten vor. In diesem Kontext wird davon ausgegangen, dass lediglich ein Drittel der Vorkommnisse registriert wird.[257]

Als Ursache für Gewalt seitens der Pflegekräfte in der Altenpflege konnte in der Auswertung u. a. der arbeitsbedingte Belastungsgrad (Versorgungsbedarf und Bewohneranzahl pro Pflegekraft) abgebildet werden. Ebenso wird der Wunsch der Machtdemonstration und persönliche Antipathie genannt.[258]

Empirische Studien über Pflegekräfte als gewalttätige Akteure im Zusammenhang mit Burnout konnten nicht gefunden werden. Rein hermeneutisch lässt sich im Falle von empfundener Reue eine Verbindung zu Faktoren wie Rollenambiguität, Gewissenskonflikten und mangelnder Selbstwahrnehmung herstellen, wobei allerdings die Frage des Ursache-Wirkungs-Gefüges offenbleibt. Die Duldung von Misshandlungen von Bewohnern durch z. B. anderes Pflegepersonal sowie ein respektloser Umgang können hingegen die Entstehung von Burnout bei Pflegekräften begünstigen, wobei sich erneut eine mangelnde Trennschärfe zur strukturellen Gewalt ergibt.[259]

Der Umgang mit dem Sterben

Der Tod in der stationären Pflege ist allgegenwärtig. Der Heimaufenthalt kann mit einem sozialen Sterben durch Kontaktreduktion bis -verlust zu Freunden, ehemaligen Nachbarn sowie zu Angehörigen beginnen und endet bei 81 % der Bewohner mit dem körperlichen Ableben.[260] Die durchschnittliche Verweildauer in der stationären Pflege beträgt 31 Monate (Stand 2010) mit stetig sinkender Tendenz (1994 noch 56 Monate) und endet bei 69 % der Pflegebedürftigen nach unter 24 Monaten.[261] Dieser Umstand wird durch die möglichst späte Heimaufnahme bedingt, sei es bzgl. des Lebensalters, der vorliegenden Erkrankungen oder direkt durch den mitunter forcierten Über-

257 vgl. Görgen (2009), S. 487 f.
258 vgl. Grond (2007), S. 84 f.; vgl. Schneider (2002) S. 63; Anmerkung: Es ist an dieser Stelle nicht die Intention – insbesondere angesichts der Schweregrade der Delikte, die mitunter auch die umgangssprachlichen Kapitalverbrechen umfasst – die Ursache als monokausal in den Umweltbedingungen begründet darzustellen. Eine tiefere Ergründung der intrinsischen Motivation ist jedoch an dieser Stelle aufgrund der Multikausalität und Komplexität nicht möglich (vgl. Kunz, 2011, S. 71 ff.).
259 vgl. Shinan-Altman/Cohen (2009), S. 680 f.; vgl. Nordam et al. (2005), S. 1254 f.
260 vgl. Köther/Seibold (2011), S. 678; vgl. TNS Infratest Sozialforschung (2011), S. 122
261 vgl. TNS Infratest Sozialforschung (2011), S. 123; vgl. Ackermann (2005), S. 26

gang in die stationäre Pflege zum Sterben, weswegen mitunter auch von einer Institutionalisierung des Todes in diesem Zusammenhang gesprochen wird.[262] Pro Jahr begleitet eine Pflegekraft in der stationären Pflege durchschnittlich neun Bewohner beim Sterbeprozess.[263] Eine grundsätzliche, individuelle, starke Belastung wird hierbei von 46 % angegeben.[264]

Im Kontext von Burnout ist die Trauerbewältigung relevant. Während ein maladaptiver Umgang mit Trauer je nach Studie die emotionale Erschöpfung oder sogar den Gesamtwert des MBI negativ beeinflusst, wirkt ein konstruktiver Umgang protektiv im Sinne einer Erhöhung der persönlichen Leistungsfähigkeit.[265] Ein Gelingen der Trauerbewältigung ist abhängig von dem Zusammenspiel der individuellen und institutionellen Rahmenbedingungen, denen die Sterbebegleitung unterliegt. Konkrete individuelle Belastungsfaktoren sind z. B.:

- empfundene Unsicherheit
- Hilflosigkeit
- Kommunikationsprobleme
- Gefühlsambiguität (Erlösung, Arbeitserleichterung, Wunsch nach Nähe oder Distanz)

Die Faktoren werden durch verschiedene Einflüsse (z. B. Erfahrungen, Alter, Vertrautheit mit dem Bewohner), die Form des Sterbens (z. B. langsam qualvoll oder Sekundentod) und die emotionale Distanzierung vom sterbenden Bewohner moderiert.[266] Letztere ist beispielsweise nicht gegeben, wenn das Ableben als Folge des eigenen Versagens gesehen wird (insbesondere bei Suiziden) oder durch Übertragung auf das eigene Umfeld Verlustängste generiert werden.[267]

Die Institution kann hierbei unterstützend wirken, was von dem innerbetrieblichen Stellenwert der Sterbebegleitung abhängig ist. Begünstigend

262 vgl. Robert-Bosch-Stiftung (Hrsg.) (2001), S. 217; vgl. Jasper (2006), S. 481
263 vgl. Brüll (2005), S. 19
264 vgl. BGW (2005), S. 12
265 vgl. Anderson (2008), S. 46 f.; vgl. Bracks (2012), S. 32
266 vgl. BGW (2005), S. 12; vgl. Jasper (2006), S. 260 u. 481; vgl. Hölzel (2003), S. 44
267 vgl. Hölzel (2003), S. 44; vgl. Seel/Hurling (2005), S. 642

wirken Fort- und Weiterbildungen in Palliativ- und Hospizarbeit, deren Inhalte in der grundlegenden Ausbildung nur unzureichend vermittelt werden, sowie die Bereitstellung ausreichender Ressourcen, um eine professionelle Sterbebegleitung leisten zu können.[268] In der Regel wird diese durch das Pflegepersonal mittels Überstunden und durch Reduktion der Pflege für andere Bewohner erbracht; verstirbt der Bewohner in der Hektik des Stationsalltags unbemerkt, kann sie gar nicht geleistet werden.[269]

Belastend wirkt zusätzlich, dass eine Andachtnahme und ein Abschied durch die umgehende Neubelegung des Zimmers nicht immer möglich ist.[270] Verstärkt wird dies, insofern seitens der Institution in dieser Grenzsituation durch die Betonung der display rules (vgl. Kap. 2.2) quasi die Unterdrückung der Trauer (faking in bad faith) angeordnet wird.[271]

3.1.4 Die Beziehung zu den Angehörigen

Relevant im Rahmen von Burnout ist die Stabilität und Konfliktfreiheit der Beziehung zwischen Pflegekräften und den Angehörigen.[272]

Grundlegende Harmonie kann die Selbstwahrnehmung als gute Pflegekraft erhöhen und damit eine Ressource bilden. Zeigen sich die Angehörigen aus Perspektive der Pflegekräfte zudem kooperativ (z. B. durch Einnehmen einer Vermittlerposition zwischen Bewohner und Pflegekraft zwecks psychosozialer Stabilisierung, Erledigung von Besorgungen, Bereitstellung von Informationen für den Pflegeprozess etc.), können diese zusätzlich die Arbeitsbelastung reduzieren. Diese Konstellation liegt in etwa 33 % der Fälle vor und geht d'accord mit einem Konzept der Angehörigenarbeit.[273]

Bzgl. der Verkippung dieses als idealtypisch anzusehenden Kooperationsstils zwischen Unterstützung und Distanz von Angehörigen, lassen sich drei weitere Stile klassifizieren, deren Übergänge in der Praxis mitunter fließend sind:

268 vgl. BGW (2005), S. 12 u. 17; vgl. Wilkening/Kunz (2003), S. 142; vgl. Stuhl (2006), S. 14
269 vgl. Brüll (2005), S. 20; vgl. Hölzel (2003), S. 45
270 vgl. Hölzel (2003), S. 47; vgl. Wilkening/Kunz (2003), S. 142
271 vgl. Nerdinger (2011a), S. 525
272 vgl. Nordam et al. (2005), S. 1254 f.
273 vgl. Grond (2007), S. 68; vgl. Urlaub et al. (2000), S. 81; vgl. Seel/Hurling (2005), S. 91

1. aktive Eingriffe in den Pflegeprozess (ca. 12,5 %)
2. Delegation und Überwachung der Pflege (ca. 25 %)
3. Distanzierung von der Pflege und ggf. Erbringung von hauswirtschaftlichen Aufgaben (ca. 33 %)[274]

Eine erhöhte Distanz der Angehörigen im Rahmen der Pflege zum Bewohner kann seitens der Pflegekräfte Unmut erwecken, weil z. B. notwendige Informationen für die Biografiearbeit nicht weitergeleitet und diese in die Rolle der alleinigen Bezugspersonen gedrängt werden, was jedoch unter den gegebenen Rahmenbedingungen nicht darstellbar ist. Zudem wird der Anschein erweckt, dass die Distanz aus Desinteresse am Bewohner resultiert und die Heimaufnahme mit einer Abschiebung gleichzusetzen ist.[275] In diesem Fall wird eine Belastungssituation für das Pflegepersonal durch Unterlassung generiert.

Die ungewünschte Einbringung von Angehörigen durch die aktive Ausübung und/oder Kontrolle der Pflege birgt ebenso Konfliktpotenziale, wobei die Häufigkeit der tatsächlich auftretenden Konflikte in Relation zum Einbringungsgrad steht. Einer Studie zufolge traten zwischen Angehörigen und Pflegekräften bei 39 % der Befragten Konflikte auf, von denen 30 % als harmlos und 9 % als ernsthaft bezeichnet wurden. Die fünf häufigsten Anlässe sind:

- die Pflegequalität (42 %)
- das Verhalten von Mitarbeitern (35 %)
- die Qualität der Betreuung (19 %)
- die Qualität des Essens (19 %)
- das Verhalten anderer Bewohner (16 %)[276]

Wie bereits dargestellt, erfolgt der Heimeinzug im Regelfall entweder auf Wunsch des Pflegebedürftigen, um die Angehörigen zu entlasten oder seitens der Angehörigen, weil eine Pflege im häuslichen Umfeld aus soziologi-

274 vgl. Urlaub et al. (2000), S. 79–82
275 vgl. Mötzing (2010), S. 79; vgl. Kruse et al. (1994), S. 138
276 vgl. Engels/Pfeuffer (2007), S. 58

schen, ökonomischen oder gesundheitlichen Gründen nicht bzw. nicht mehr gewährleistet werden kann. 94 % der Bewohner waren vor Heimaufnahme bereits pflegebedürftig und wurden entsprechend ausschließlich oder unterstützend durch Angehörige gepflegt.[277] Die Ursachen für die Konflikte, die sich im Heim zwischen Pflegekraft und einem Angehörigen ergeben, sind vor allem das Zusammentreffen von unterschiedlichen Pflegeverständnissen, Schuldgefühle gegenüber dem Bewohner und eine empfundene Konkurrenzsituation gegenüber den Pflegekräften.[278] Die daraus resultierende Belastung für die Pflegekräfte ist davon abhängig, inwiefern aus ihrer Perspektive die Kritik gerechtfertigt und die Ursache behebbar ist. Begründete Kritik, bei der die Beseitigung der Ursache nicht in der Macht des Pflegepersonals liegt, wirkt besonders schwerwiegend, da hierdurch Schuld- und Ohnmachtsgefühle sowie Gewissensstress hervorgerufen werden.[279] In diesem Falle ergibt sich erneut eine für Burnout typische Fallensituation, zu deren Bewältigung auf die vier Coping-Strategien (vgl. Kap. 1.4.3) zurückgegriffen werden muss.

3.1.5 Die Beziehung zu den Kollegen und Vorgesetzten

Stresstheoretisch stellen ausgeglichene, interpersonale, berufliche Beziehungen eine Ressource dar und finden in der Burnout-Literatur ebenfalls Berücksichtigung. Nach Fengler können z. B. nicht nur Individuen, sondern ganze Teams ausbrennen.[280]

81 % der Befragten im Rahmen des Projekts PflegeWert stimmen voll und eher zu, dass sie ihre Arbeit gewürdigt wissen, wenn sie von Kollegen um Rat gefragt und damit anerkannt werden.[281] In der Befragung von Frerichs et al. gaben 41,5 % an, dass sehr häufig eine Belastung durch mangelnden Zusammenhalt vorliegt.[282] Die Ursachen für Konflikte begründen sich in den wenigsten Fällen auf Antipathie, sondern liegen zumeist in unterschiedlichen

277 vgl. Engels/Pfeuffer (2007), S. 27
278 vgl. Seel/Hurling (2005), S. 91; vgl. Messer (2004), S. 68
279 vgl. Hien (2009), S. 58, vgl. Kruse/Schmitt (1999), S. 160
280 vgl. Udris/Frese (1999), S. 438; vgl. Jaggi (2008), S. 17; vgl. Burisch (2010), S. 70; vgl. Fengler (2011), S. 18 ff.
281 vgl. von der Malsburg et al. (2012), S. 118
282 vgl. Frerichs et al. (2004), S. 104

Auffassungen hinsichtlich des Pflegeverständnisses und Ressourceneinsatzes (z. B. Zeit) begründet. Wird beispielsweise von einer Pflegekraft mehr Zeit für einen einzelnen Bewohner aufgewendet, wird eine Mehrbelastung für das übrige Personal generiert, dem zwecks Kompensation durch die Übernahme weiterer Aufgaben selbst weniger Zeit für die Betreuung bzw. Pflege zur Verfügung steht. Im Gegenzug erweckt die Distanzierung vom Ansatz der ganzheitlichen Pflege ebenfalls Unmut.[283]

Unklarheit besteht darüber, ob Burnout in der Altenpflege durch die konfliktäre Beziehung zu den Kollegen begünstigt wird. Während Glasberg et al. sowie Rafnsdottir et al. einen Zusammenhang evaluierten, negieren beispielsweise sowohl die 3Q-Studie als auch die NEXT-Studie eine Korrelation von schlechten kollegialen Beziehungen mit der Arbeitszufriedenheit sowie dem Wunsch, die Einrichtung zu verlassen.[284] Letzteres konnte hingegen in den Studien in Verbindung zu Burnout festgestellt werden.[285] Unter Berücksichtigung der branchenübergreifenden Studie von Grunau, in der zwischen Mobbing – im Sinne der methodischen Drangsalierung, Benachteiligung und Ausgrenzung über einen längeren Zeitraum und einen psychosozialen Stressor – und Burnout keine Korrelation nachgewiesen werden konnte, erhöht sich die Fraglichkeit einer Assoziation.[286] Nach Hölzer sind Mobbing-Opfer anfälliger für Burnout, wobei sie für diese These keine empirische Basis anführt.[287]

Im Gegenzug scheint es plausibel, Burnout als Ursache für die o. g. Differenzen anzusehen. Eine Distanzierung von dem originären Pflegeverständnis kann beispielsweise als Burnout-Symptom (vgl. Kap. 1.2) oder durch den Einsatz der entsprechenden Coping-Strategie ausgelöst werden. Das Resümee wäre in diesem Falle, dass die in Kapitel 3.1.2 genannten Rollenkonflikte sowie der Gewissensstress nicht nur durch die Kombination der individuellen Ziele und organisatorischen Rahmenbedingungen bedingt, sondern zusätzlich durch den sozialen Druck verstärkt werden.

---

283 vgl. Kruse/Schmitt (1999), S. 163
284 vgl. Schmidt et al. (o. A.), S. 151; vgl. van der Heijden (2005), S. 52 f.; vgl. Glasberg et al. (2007), S. 401; vgl. Rafnsdottir et al. (2004), S. 52 f.
285 vgl. Schmidt et al. (o. A.), S. 158
286 vgl. Litzcke/Schuh (2005), S. 113 f.; vgl. Grunau (2007), S. 84 f.
287 vgl. Hölzer (2003), S. 99 f.

Hinsichtlich der Rolle der Vorgesetzten und deren Führungsverhalten sind die Ergebnisse aussagekräftiger. Von den Pflegekräften werden Anerkennung, Verständnis und Partizipation durch die Führungskraft begehrt, was sich auch u. a. in den Gleichgewichtsmodellen sowie in den Modellen von Burisch und Maslach wiederfindet (vgl. Kap. 1.4 u. 1.5). Sehr häufig belastend wirken

- das fehlende Lob (39,4 %),
- fehlendes Verständnis (48,5 %),
- mangelnde Unterstützung in Problemlagen (43,2 %),
- unzureichende Partizipation in Form der Berücksichtigung von Vorschlägen (40,2 %) und
- unzureichende Partizipation in Form der Beteiligung bei der Entscheidungsfindung (39,9 %).[288]

In der 3Q-Studie fanden sich ebenfalls deutliche Korrelationen zwischen den o. g. Faktoren, der Wechselabsicht (aus dem Betrieb oder sogar aus dem Beruf) und der Arbeitszufriedenheit.[289] Direkt bezogen auf Burnout konnte ein Zusammenhang zwischen der Beziehung zum Vorgesetzten und der mentalen Erschöpfung als Burnout-Indikator sowie der emotionalen Erschöpfung evaluiert werden.[290]

Hinsichtlich des Einflusses auf die Entstehung eines Burnout-Prozesses bedarf es der Betrachtung des Kontextes. Die Führungskraft verfügt mittels des Direktionsrechts über Einfluss auf die Tätigkeit und kann Kernaspekte im Sinne der Burnout-Modelle, wie z. B. Autonomie, Partizipation, klare Arbeitsanweisungen und Anerkennung, unmittelbar beeinflussen. Relevant ist hierbei zum einen die Nähe zum Vorgesetzten, beeinflusst durch Häufigkeit, Direktheit sowie Bidirektionalität der Interaktion, und zum anderen die von den Pflegekräften wahrgenommenen Bestrebungen des Vorgesetzten zur Erfüllung der begehrten Ziele. Wenn der Vorgesetzte im vorgenannten Sinne

288 vgl. Frerichs et al. (2004), S. 105 f.
289 vgl. Schmidt et al. (o. A.), S. 151
290 vgl. Rafnsdottir et al. (2004), S. 52 f.; vgl. Stordeur et al. (2001), S. 540 f.; vgl. Weberg (2010), S. 256 f.; vgl. Cummings et al. (2005), S. 8 ff.

konform agiert und sich so mit den Mitarbeitern identifiziert, besitzt dies eine protektive Wirkung bzgl. Burnout.[291] Bei größerer Distanz durch geringere Interaktionsnähe und -anzahl bleiben die positiven Effekte aus, sodass zusätzlich beiderseits Projektionen bzgl. der Schuld für das Vorliegen der mangelnden Zielerreichung generiert werden können.[292]

Im Endbericht des Projekts Arbeitsschutz in der Altenpflege (AIDA) wurde aus der Perspektive der Pflegekräfte in den Bereichen Lob, Kritik und Unterstützung die Wohnbereichsleitung als nächsthöhere Instanz durchgehend positiver wahrgenommen als die Pflegedienst- und die Heimleitung; von der Bereichsleitung wiederum die Pflegedienstleitung positiver als die Heimleitung.[293] Die Führungsrolle seitens der Wohnbereichsleitungen wird mitunter jedoch nicht ausgefüllt, um so die eigenen Interessen wie die Selbstausübung der Pflege der Bewohner wahrzunehmen.[294] In qualitativen Interviews finden sich zudem Attributionen von Pflegekräften auf die Heimleitung bzgl. der Ursachen von Belastungssituationen, während z. B. mitunter nach der Auffassung der Pflegedienstleitungen im Gegenzug die Ursachen bei den Mitarbeitern liegen.

Die Führungskraft könnte folglich eine Ressource für ihre Mitarbeiter bilden, wenn deren Perspektive Beachtung findet. Aufgrund der Vielfältigkeit und durch die durch unterschiedliche Hierarchieebenen bedingte Divergenz der Erwartungen erfolgt mitunter eine Distanzierung von den Mitarbeitern oder gar die Schottung der Führungsrolle.[295] Anstelle eines Hierarchieebenen übergreifenden, transformationalen Führungsstils kommen folglich sowohl auf der Ebene der Heim- als auch der Wohnbereichsleitung primär sachbezogene und damit distanzierte Führungsstile zum Einsatz. Die begehrte Anerkennung und Partizipation bleibt dem Pflegepersonal auf diesem Wege verwehrt.

291 vgl. Stordeur et al. (2005), S. 31; vgl. Walenta/Kirchler (2008), S. 468
292 vgl. Kinzel (2002), S. 72
293 vgl. Blass et al. (2008), S. 27
294 vgl. Dorschner et al. (2009), S. 36 ff.; vgl. Hien (2009), S. 60 f. u. 120
295 vgl. Müller (2004), S. 27

3.1.6 Anerkennung

Burisch bezeichnet die Anerkennung als „immergrünes Thema" in der Burnout-Forschung.[296] Die Bedeutsamkeit dieses Aspekts wurde, wenn auch lediglich am Rande, bereits durch die obigen Ausführungen deutlich, z. B.

- als Teil des Helfersyndroms nach Schmidbauer (vgl. Kap. 2.3),
- als Teil der Darstellung von der Problematik der Wahrnehmung der produzierten Qualität aufgrund des intangiblen Dienstleistungscharakters der Altenpflege,
- auf der Mikroebene im Rahmen der Beziehungen zu Bewohnern, Angehörigen und Vorgesetzten.

Als kompetente Pflegekraft wahrgenommen zu werden, hat nach den Studienergebnissen von Nordam et al. eine protektive Wirkung hinsichtlich Burnout.[297] Dabei gilt es, zwischen der ideellen und der monetären Anerkennung zu differenzieren.

Während der Fokus im Vorfeld primär auf die Mikro- und Mesoebene gerichtet war, befasst sich dieses Kapitel mit der Anerkennung auf der Makroebene im Sinne der gesamtgesellschaftlichen sowie der Binnenwahrnehmung des Gesundheitswesens.[298]

Mangelnde gesellschaftliche Anerkennung für das Berufsfeld birgt laut einer Umfrage der Berufsgenossenschaft für Gesundheits- und Wohlfahrtspflege (BGW) nach dem vorherrschenden Zeitdruck den zweithöchsten Belastungsgrad und liegt damit vor Aspekten wie der Zuständigkeit für viele Bewohner oder dem steten Umgang mit dem Tod.[299] Obgleich ohne Angabe des Belastungsgrads, findet sich dieser Umstand vielfach in der Literatur wieder. Als Symptomatik der gesamtgesellschaftlichen Geringschätzung gelten u. a.

- die Reduktion der Tätigkeit auf einzelne Aspekte der Grundpflege wie die Inkontinenzversorgung,

296 Burisch (2010), S. 185
297 vgl. Nordam et al. (2005), S. 1254 f.
298 vgl. Schröder et al. (2012), S. 292
299 vgl. BGW (2006), S. 15

- der mediale Fokus auf Missstände in der Altenpflege,
- eine Minderqualifizierung gegenüber der Krankenpflege und
- die Wahrnehmung als Hilfsberuf der Ärzteschaft sowie Hilfskraft oder Aushilfe für informell Pflegende.[300]

Den Lautbarungen und Vorgaben seitens Politik, Gesetzgebung sowie weiterer Organe, wie z. B. des Medizinischen Dienstes der Krankenversicherung, wird bzgl. der Ergebnis- und Strukturqualität auf die vorgenannte wahrgenommene Symptomatik eine katalysierende Wirkung zugesprochen. Während an die Ergebnisqualität und deren Transparenz stetig höhere Maßstäbe gesetzt werden, z. B. durch die Veröffentlichung der Indikatoren für Ergebnisqualität in der stationären Pflege (sogenannter „Pflege-TÜV"), zeichnet sich eine Stagnation bzw. Reduktion der Strukturqualität ab. Konkrete Beispiele sind hierfür, neben den mitunter seit über 20 Jahren nicht adaptierten Personalschlüsseln (vgl. Kap. 3.1.1), die wiederkehrenden arbeitsmarktpolitischen Bestrebungen zur Personalakquisition, z. B.

- die Reduktion der Ausbildungsdauer und Einstiegvoraussetzungen,
- die Forcierung von Umschulungen bei Insolvenzen größerer Unternehmen,
- die Anwerbung von Personal aus dem Ausland und
- die Überlegungen, Personenzweige wie Straftäter oder Langzeitarbeitslose mehr oder minder zu Tätigkeiten in der Altenpflege zu verpflichten (vgl. Kap. 2.1).[301]

An dieser Stelle ist von geringerer Relevanz, ob das Image der Altenpflege auf Fakten, Ressentiments o. Ä. basiert, sondern primär, wie es um dieses per se bestellt ist, da sich anhand der Ausprägung (positiv/negativ) die allgemeine Wertschätzung ableiten lässt.[302] Tabelle 3.6 zeigt die Ergebnisse einer Befragung bzgl. der subjektiven Einschätzung der Qualität der Alten- und Kran-

300 vgl. Sittler/Kruft (Hrsg.) (2011), S. 9; vgl. Kreimer (2004), S. 110 und 126 f.; vgl. Wanken (2007), S. 15; vgl. Kranich (2011), S. 87 ff.; vgl. Pfleghar/Ehlers (2006), S. 50; vgl. Krause (2012), S. 15; vgl. Hien (2009), S. 14; vgl. Wolke (2006), S. 4

301 vgl. Nölle/Goesmann (2009), S. 11 f., vgl. Marx (2012), S. 246; vgl. Blass (2008), S. 7 ff., vgl. Stoldt (2012)

302 vgl. Szyszka (2004), S. 140

kenpflege, differenziert nach vorliegenden und nicht vorliegenden, eigenen Erfahrungswerten der Branche.

	Altenpflege		Krankenpflege	
	mit persönlicher Erfahrung	ohne persönliche Erfahrung	mit persönlicher Erfahrung	ohne persönliche Erfahrung
Dienstleistungsqualität	**2,9**	**3,3**	**2,9**	**3,2**
Kundenfreundlichkeit	2,4	2,9	2,6	2,8
Pflegequalität	2,8	3,2	2,7	3,0
Umgang mit Kritik	3,1	3,6	3,2	3,5
Verhältnis Preis-Leistung	3,3	3,8	3,2	3,6
Wohnqualität	2,7	3,0	-	-
Professionalität der Einrichtungen	**3,5**	**3,6**	**3,4**	**3,5**
Arbeitsbedingungen	3,9	4,0	4,0	4,1
Verdienstmöglichkeiten	4,2	4,3	4,1	4,2
Aufstiegsmöglichkeiten	3,8	3,9	3,5	3,7
Außendarstellung	2,9	3,1	2,9	3,0
Qualifikation	2,8	3,1	2,6	2,9
Innovativität	3,2	3,3	3,0	3,1
Kompetenzen des Personals	**2,6**	**2,9**	**2,6**	**2,8**
Fachqualifikation	2,6	2,7	2,5	2,6
Individuelle Versorgung	3,0	3,4	3,0	3,2
Selbstbewusstsein	2,5	2,8	2,4	2,6
Einfühlungsvermögen	2,5	2,9	2,6	2,8
Freundlichkeit	2,3	2,7	2,3	2,6
Gesamtnote	**3,0**	**3,3**	**3,0**	**3,2**

Tabelle 3.6: Bewertung der Alten- und Krankenpflege nach Erfahrungswerten (vgl. Goesmann et al., 2011, S. 83)

Basierend auf der Bewertung nach dem Schulnotensystem von eins bis sechs wird deutlich, dass die auf eigenen Erfahrungswerten beruhenden Beurteilungen überwiegend positiver ausfallen als diejenigen ohne Erfahrungswerte. Bzgl. der Images werden Kranken- und Altenpflege ähnlicher und positiver wahrgenommen, als es die obigen Literaturstellen vermuten lassen. Insbesondere der Vergleich der auf persönlichen Erfahrungswerten basierenden Einschätzungen, wobei sich die Krankenpflege lediglich in dem Aspekt der Professionalität der Einrichtungen um 0,1 gegenüber der Altenpflege abheben kann,[303] impliziert eine Gleichwertigkeit von beiden Berufsfeldern. Angesichts der rein quantitativen Erhebung sind die Ergebnisse nur bedingt aussagekräftig. Bei einem Image handelt es sich kontextbezogen um die aggregierte und subjektive Form sämtlicher Einstellungen gegenüber der Branche.[304] So vermag in Summe die erbrachte Leistung als den Erwartungen entsprechend empfunden werden. Es fehlt allerdings unter Berücksichtigung der o. g. Attributionen und der fehlenden Definition der Erwartungshaltung ein Maßstab, um eine faktische Aussage über die Gleichwertigkeit oder die wahrgenommene Qualität der Dienstleistungen ableiten zu können.

Das Ergebnis spiegelt zudem nur die Wahrnehmung der gesamten Altenpflege als Branche wider. Werden selektive Daten mit einer diffizileren Fragestellung zugrunde gelegt, offenbart sich, dass im Kontrast zur ambulanten Pflege, die stationäre Versorgung mit einem bei Weitem schlechteren Image behaftet ist. Verdeutlicht wird dies durch die vorwiegende Attribution negativer Aspekte mit der vollstationären Pflege, wie beispielsweise häufige Sedierungen (50 % stationär/23 % ambulant) oder die Notwendigkeit häufigerer Kontrollen (79 % stationär/60 % ambulant).[305]

---

303 vgl. Goesmann et al. (2011), S. 83
304 vgl. Meffert/Bruhn (2009), S. 93 f.
305 vgl. Evangelische Heimstiftung GmbH et al. (2010), S. 11

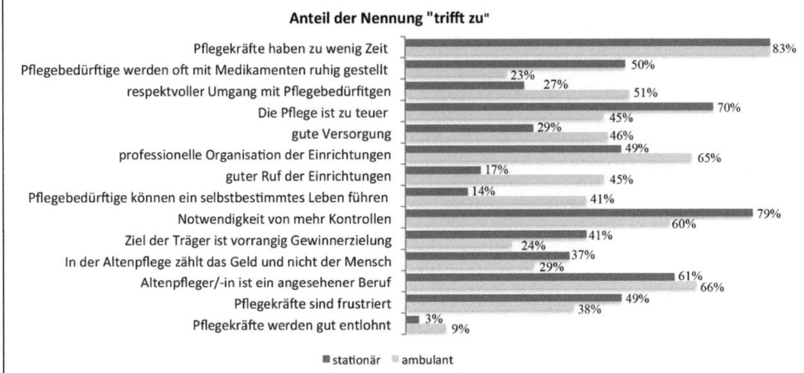

Abbildung 3.4: Ergebnisse der Kundenbefragung im Rahmen des Altenpflegemonitors 2010 (Evangelische Heimstiftung GmbH et al., 2010, S. 11)

Abbildung 3.4 zeigt, dass der Beruf der Altenpflegerin hingegen vorwiegend als angesehen bezeichnet wird (61 % stationär/66 % ambulant). Unabhängig von der Erhebung des Altenpflegemonitors, ist die grundsätzliche Differenzierung zwischen Beruf, Tätigkeit und Branche zu beachten. Während der Beruf als „schwierig" und „aufopferungsvoll" umschrieben wird und laut 85 % der Befragten des Projekts „Berufe im Schatten" keineswegs von jedem ausgeübt werden kann,[306] wird die Tätigkeit (wie bereits im Vorfeld dargestellt) durch die Reduzierung auf einzelne Verrichtungen oftmals als „Jedefrau-Tätigkeit" aufgefasst. Da die Pflegekräfte die extern als geringwertig angesehenen Tätigkeiten durch den ganzheitlichen Pflegeansatz als gleichwertigen Bestandteil des Berufs und durch die erworbene Fachkompetenz als Voraussetzung für deren Verrichtung erachten, empfinden diese durch die Differenzierung zwischen Beruf und Tätigkeit eine Abwertung ihrer Profession in Gänze.[307]

Verstärkt wird dies durch die weitere Differenzierung zwischen der Branche und dem Personal. Während 85 % der Befragten der Auffassung sind, dass Altenpflegerinnen stolz auf ihre Leistungen sein sollten, wird das Image

306 vgl. Galatsch et al. (2011), S. 2; vgl. Nölle/Goesmann (2009), S. 10; vgl. Klatt/Ciesinger (2012), S. 549
307 vgl. Hien (2009), S. 14; vgl. Nölle/Goesmann (2009), S. 10; vgl. Entzian (2003), S. 17

von Altenheimen als Institution lediglich von 21,3 % als positiv wahrgenommen.[308] Bei Dienstleistungsberufen per se stehen bei Nichterfüllung der Kundenerwartungen die Ergebnisqualität vorrangig und die Rahmenbedingungen nachrangig im Fokus. Die Folge ist im Regelfall eine Schuldattribution auf das Personal als Repräsentant der Institution und Produzent der Dienstleistung.[309] Angesichts des hohen Identifikationsgrads der Pflegekräfte mit dem Beruf (vgl. Kap. 2.3) erfolgt eine Übernahme der personifizierten Attribution, wodurch zum einen die begehrte Anerkennung der eigenen Leistungen durch die Gesellschaft nicht wahrgenommen wird und zum anderen, in Verbindung mit der mangelnden Beeinflussbarkeit der Rahmenbedingungen, erneut eine burnout-typische Fallensituation entsteht.[310]

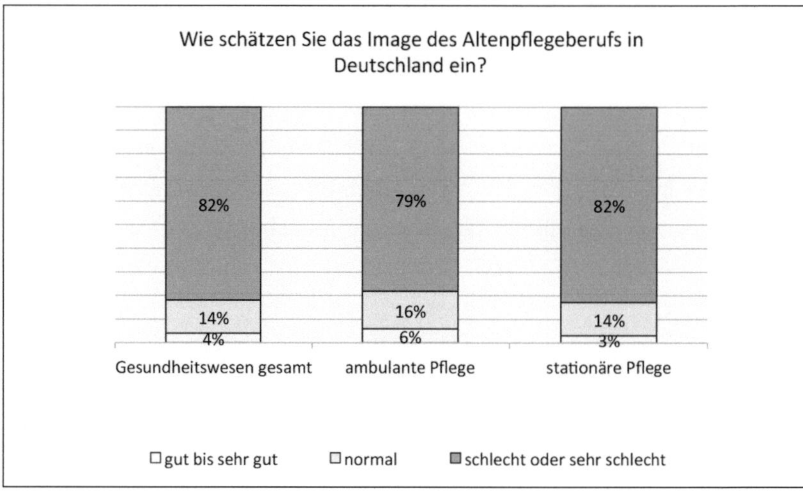

Abbildung 3.5: Binnenwahrnehmung des Images des Altenpflegeberufs von Beschäftigten aus dem Gesundheitswesen (vgl. Galatsch et al., 2011, S. 9)

Die Binnenwahrnehmung des Altenpflegeberufs, sei es aus globaler Perspektive des Gesundheitswesens oder nach Einschätzung der ambulanten und der stationären Pflege als jeweils einzelne Branche, fällt deutlich schlechter aus (vgl. Abb. 3.5). Während die Befragung von „Berufe im Schatten" die Ge-

308 vgl. Klatt/Ciesinger (2012), S. 549
309 vgl. Nerdinger (2011), S. 55 ff.
310 vgl. Burisch (2010), S. 216

samtnote befriedigend ergab, schätzen 82 % des Personals in der stationären Pflege das Image als schlecht oder sehr schlecht ein und teilen damit die globale Einschätzung. Entgegen der Erhebung im Rahmen des Altenpflegemonitors kann sich die ambulante Pflege hier mit 79 % lediglich marginal von der stationären Pflege abheben.[311]

Als Ursache des schlechten Images aus der globalen Perspektive gilt, dass die Krankenpflege, im Gegensatz zur Altenpflege, als direkter ärztlicher Assistenzberuf einen primär kurativen Ansatz verfolgt. Zudem verfügt sie über zahlreiche Spezialisierungsmöglichkeiten innerhalb der Funktionsbereiche (z. B. Palliativpflege, Anästhesie, Operationsdienst), was neben der als höherwertig eingestuften fachlichen Kompetenz mit einem hohen Technikeinsatz verbunden ist und damit als prestigeträchtiger gilt.[312]

Die Binnenwahrnehmung in der Altenpflege wird neben diesem Aspekt und der oben dargestellten gefilterten Wahrnehmung der gesellschaftlichen Wertschätzung sowie durch die eigene Selbstdarstellung beeinflusst. Letztere ist oftmals gekennzeichnet durch die mangelnde Darstellung eines professionellen Habitus (z. B. in Form der Verwendung von Fachtermini) in Kombination mit einer Selbstdiskreditierung durch die mediale Abwertung der eigenen Tätigkeit. Dies führt entsprechend zu Auswirkungen auf die gesellschaftliche Wahrnehmung des Leistungspotenzials der Altenpflege.[313] De facto generiert die Profession hiermit hinsichtlich der begehrten Wertschätzung selbst eine Fallensituation.

Die Ausübung einer Erwerbstätigkeit erfolgt im Regelfall nicht ausschließlich zur Selbstverwirklichung in einem, basierend auf dem eigenen Selbstverständnis, als sinnhaft definierten Beruf, sondern auch aus wirtschaftlichen Kalkülen. Diese umfasst neben der Sicherung der eigenen Grundbedürfnisse mittels des erzielten Arbeitsentgeltes (z. B. eine Unterkunft, Nahrung) auch, bei Möglichkeit, die Erfüllung von Bedürfnissen, die über ein existenzielles Minimum in diesem Sinne hinausgehen (vgl. Kap. 2.3). Das Arbeitsentgelt hat neben dem tangiblen Aspekt als Möglichkeit, die o. g. Bedürfnisse zu befrie-

311 vgl. Galatsch et al. (2011), S. 9
312 vgl. Hien (2009), S. 54 f.
313 vgl. Schilling (2003), S. 70; vgl. Nölle/Goesmann (2009), S. 12 f.

digen, zusätzlich als monetäre Maßeinheit für den Gegenwert bzw. die Wertschätzung der erbrachten Arbeitsleistung eine immaterielle Wirkung.[314]

Aktuelle und vor allem selektive Daten über die monatliche Vergütung in der stationären Altenpflege liegen nicht vor. Zuletzt erhob der Deutsche Gewerkschaftsbund (DGB) im Rahmen des DGB-Index „Gute Arbeit" für die Jahre 2007/2008 Angaben über die Verdienststrukturen in der Altenpflege als Branche. Ein monatliches Bruttoeinkommen von unter 2.000 € wird seitens des DGB als Prekärlohn eingestuft. Bei Einkommen unter 1.500 € wird die von der europäischen Sozialcharta diskutierte Lohnuntergrenze unterschritten.[315]

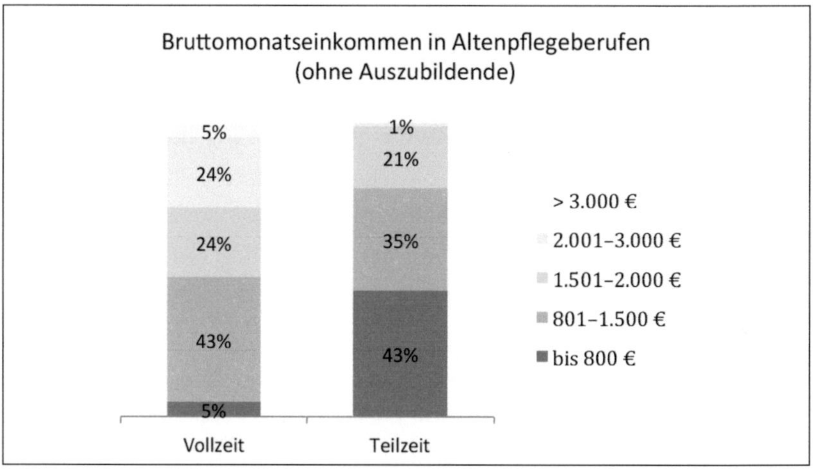

Abbildung 3.6: Bruttomonatseinkommen in Altenpflegeberufen ohne Auszubildende (sic!) (DGB, 2008, S. 11)

Wie Abbildung 3.6 veranschaulicht, unterschreiten unter Exklusion der Auszubildenden subsummiert 78 % der Teilzeit- sowie 48 % der Vollzeitkräfte den oben definierten monatlichen Mindestlohn von 1.500 €. Prekäre Beschäftigungsverhältnisse liegen bei 99 % der Teilzeit- und 72 % der Vollzeitbeschäftigten vor. Zu beachten ist, dass in der vollstationären Pflege nach der aktuellen Pflegestatistik und unter Exklusion von Zivildienstleistenden,

314 vgl. Loffing/Loffing (2010), S. 169
315 vgl. DGB (2008), S. 10 f.

Praktikanten und Auszubildenden eine Teilzeitkraftquote von 65 % mit voraussichtlich weiterhin steigender Tendenz vorliegt.[316]

Seit dem 1. August 2010 gilt für die Altenpflege gem. § 2 Verordnung über zwingende Arbeitsbedingungen für die Pflegebranche (PflegeArbbV) ein gesetzlicher Stundenmindestlohn, der aktuell unabhängig des Ausbildungsgrads bei 8,75 € in den alten bzw. bei 7,75 € in den neuen Bundesländern liegt. Am 1. Juli 2013 hat sich dieser auf 9,00 € bzw. 8,00 € pro Stunde erhöht. Es wird jedoch weiterhin sowohl der Mindestlohn anderer Branchen (z. B. für ungelernte Kräfte im Baugewerbe)[317] als auch der tatsächlich gezahlte durchschnittliche Stundenlohn in der stationären Pflege unterschritten;[318] sei es zum Zeitpunkt der Erhebung des DGB-Indexes als auch nach dem letzten verfügbaren Datenstand (2007: 14,04 € bzw. 11,67 €/3. Quartal 2012: 16,69 € bzw. 12,89 €).[319] Des Weiteren sind die ggf. zukünftigen Auswirkungen der Relativierung der gem. § 72 (3) Nr. 2 SGB XI a. F. zu leistenden ortsüblichen Vergütung als Voraussetzung für den Abschluss eines Versorgungsvertrags der Pflegeeinrichtungen mit der sozialen Pflegesicherung durch Artikel 1 Nr. 28 Buchst. b Gesetz zur Neuausrichtung der Pflegeversicherung (Pflege-Neuausrichtungs-Gesetz – PNG) ungewiss.[320]

In dem DGB-Index bewerteten 88 % das Einkommen in Relation zu der erbrachten Leistung als unangemessen; dieser Aspekt der mangelnden Gleichwertigkeit zeichnet sich beispielsweise auch in den qualitativen Interviews von Hien sowie Nölle/Goesmann ab.[321] Entgegen der ideellen Anerkennung konnte die monetäre Wertschätzung, obgleich prinzipiell plausibel unter Berücksichtigung des Dogmas des Gleichgewichts von Einsatz und Ertrag, in Studien nicht als Prädiktor für Burnout in der Pflege verifiziert werden.[322] Zumindest auf hermeneutischer Basis spiegelt sich hierfür eine Erklärung in der 3Q-Studie und in den unter Kapitel 3.2 aufgeführten Motivationsgründen

316 vgl. DESTATIS (2011), S. 20; vgl. Simon (2012), S. 58
317 vgl. § 1 Achte Baugewerbearbeitsbedingungenverordnung (8. BauArbbV) i. V. m. § 2 (3) Anlage 1 der Achten Verordnung über zwingende Arbeitsbedingungen im Baugewerbe
318 Anmerkung: Es handelt sich um einen Näherungswert auf Basis des Wirtschaftszweigs Q.871 „Pflegeheime" nach der Klassifikation des Statistischen Bundesamts.
319 vgl. Deutscher Bundestag (2010), S. 4; vgl. DESTATIS (2012), S. 77 u. 98
320 vgl. Deutscher Bundestag (2012), S. 2 f.
321 vgl. DGB (2008), S. 7; vgl. Hien (2009), S. 118; vgl. Nölle/Goesmann (2009), S. 15
322 vgl. Kennedy (2005), S. 381 f.

für die Berufswahl wider, da ideellen Belohnungsaspekten wie der erfahrenen Fairness und Wertschätzung ein mit Abstand größerer Stellenwert beigemessen wird.[323]

3.2 Physische Stressoren

Im Folgenden werden die Zusammenhänge von Burnout mit tätigkeitsbedingten physischen Belastungen sowie der biologischen Konstitution als potenzielle Ressource dargestellt.

3.2.1 Physische Expositionen und belastende Verrichtungen

Bei physikalischen Expositionen handelt es sich um extern einwirkende Einflüsse (z. B. Lärm, gefährdende Stoffe wie Desinfektionsmittel, Infektionen). Beispielsweise wird die Gefahr für das Personal, sich in der stationären Altenpflege zu infizieren, auf ca. 35 % eingeschätzt, was durch Nadelstichverletzungen und konventionelle Übertragungswege (z. B. Schmier- und Kontaktinfektionen, Tröpfcheninfektionen) möglich ist. Die potenzielle Bandbreite der damit verbundenen Infektionen reicht von im Regelfall minderschweren gastrointestinalen Erkrankungen bis hin zu Hepatitis C oder HIV.[324] Eine Belastung durch dauerhafte hohe Lärmpegel wird von ca. 26 % angegeben sowie durch Hitze und Kälte von ca. 25 %.[325]

Körperliche Belastungen entstehen durch die physikalischen Anforderungen bei den alltäglichen und unmittelbaren Tätigkeiten in der Altenpflege. Beispiele für besonders belastende Verrichtungen sind (mit Angabe zu Ausübung „über zehnmal täglich" in Prozent):

- Betten und Lagern (46 %),
- Umlagern und Tragen (44 %),
- Mobilisieren (17 %),

323 vgl. Schmidt et al. (o. A.), S. 151
324 vgl. Simon et al. (2005), S. 11 f.; vgl. Kiehl (2004), S. 4
325 vgl. Simon et al. (2005), S. 13

- Körperpflege bei Bettlägerigkeit (31 %) sowie
- Ankleiden (33 %).

Je nach Verrichtungsart finden diese im Vergleich zur stationären Krankenpflege um ca. 29 % häufiger statt.[326]

Während eine Selbstprotektion vor den Expositionen nur beschränkt oder gar nicht möglich ist, kann eine Minderung der körperlichen Belastungen mittels entsprechender Arbeitstechniken (z. B. Kinästhetik) und durch den Einsatz von Hilfsmitteln (z. B. Patientenlifter) erfolgen.[327] Grundvoraussetzungen hierfür sind das entsprechende Wissen, die Akzeptanz von Pflegekraft und Bewohner für die Anwendung sowie das Vorhandensein solcher Hilfsmittel in ausreichender Anzahl. Studien zeigen, dass es zum einen oftmals den benötigten Hilfsmitteln ermangelt und zum anderen vorhandene Hilfsmittel ebenso wie das kinästhetische Arbeiten nicht zum Einsatz kommen, was hauptsächlich mit dem damit verbundenen zeitlichen Aufwand begründet wird.[328]

In Bezug auf Burnout ist die Bewältigung der körperlichen Belastungen relevant. Wie bereits in Kapitel 3.1.1 erläutert, besteht ein Zusammenhang zwischen dem Versorgungsbedarf und dem Faktor der Depersonalisation.[329] Unter Bezugnahme der Gleichgewichtsmodelle und des Ansatzes nach Burisch, handelt es sich insbesondere bei schwindenden körperlichen Ressourcen, sei es alters- oder krankheitsbedingt, um eine Erhöhung der zu leistenden Investitionen, was eine bereits in spe empfundene Diskrepanz hinsichtlich des daraus resultierenden Ertrags vergrößert. De facto bedingen auf mittel- bis langfristige Sicht körperlich belastende Tätigkeiten unbestritten eine Beeinträchtigung des Gesundheitszustands. Die gesundheitliche Verfassung der Pflegekräfte wird aufgrund der problematischen Ursachendifferenzierung abschließend unter Kapitel 3.2.3 behandelt.

326 vgl. Berger et al. (2003), S. 43
327 vgl. Brög-Kurzemann et al. (2000), S. 111 f.
328 vgl. Blass (2006), S. 23; vgl. Blass et al. (2008), S. 93; vgl. Schmidt et al. (o. A.), S. 52 ff.; vgl. Hien (2009), S. 58 f.
329 vgl. Cocco et al. (2003), S. 84

3.2.2 Arbeitszeit

Die stationäre Altenpflege verwendet im Regelfall ein Dreischichtsystem von Früh-, Spät- und Nachtschicht mit einem in dieser Reihenfolge abgestuften Personaleinsatz. 90 % des Personals rotiert zwischen den genannten Schichtformen, wobei es sich bei den verbleibenden 10 % größtenteils um Dauernachtwachen handelt.[330]

Eine Sonderform stellt der sogenannte geteilte Dienst dar, der bei 36 % der Einrichtungen im Bedarfsfall Verwendung findet. Hierbei wird die tägliche Arbeitszeit durch eine längere Pause unterbrochen, wodurch zwischen Arbeitsbeginn und -ende bis zu zwölf Stunden liegen können.[331] Die wöchentliche Arbeitszeit ergibt sich (insofern vorhanden, da ein Abschluss privaten Trägern freigestellt ist) aus den Tarifverträgen (z. B. Tarifvertrag des öffentlichen Dienstes [TVöD], Kirchlicher Tarifvertrag Diakonie [KTD]), den Arbeitsverträgen sowie der Rahmengesetzgebung durch das Arbeitszeitgesetz (ArbZG) und liegt bei Vollzeitkräften zwischen 38,5 und 40 Stunden pro Woche.[332] Die Rolle der Arbeitszeit als Prädiktor für Burnout in der Altenpflege, insbesondere mit Fokus auf das physische Kausalitätsgefüge, lässt sich aber nicht ohne Weiteres beziffern.

Schichtdienst, per se und insbesondere im Rotationsverfahren, bedingt die Ausübung der Tätigkeit entgegen der inneren Uhr und verursacht damit eine Störung des circadianen Rhythmus. Durch die physiologische Desynchronisation der Körperfunktionen entsteht eine zusätzliche Belastung zur Tätigkeit, wobei mögliche Folgen Schlafstörungen, Schlafdefizite/chronische Müdigkeit, gastrointestinale und kardiovaskuläre Beschwerden sowie ein reduziertes allgemeines Wohlbefinden sein können.[333] Ein Nachweis, dass zwischen Wechselschichten und Burnout ein Zusammenhang besteht, konnte bislang nicht erbracht werden.[334] Bei Dauernachtwachen liegt im Vergleich die höchste Rate an Beeinträchtigungen vor, wobei diese durch z. B. entste-

330 vgl. Glaser/Höge (2005), S. 13 f.; vgl. Reschl-Rühling (2004), S. 290
331 vgl. Glaser/Höge (2005), S. 14
332 vgl. Wiese (2007), S. 44; vgl. Lütkefent (2003); S. 54
333 vgl. Beermann (2008), S. 1; vgl. Maurer (2009), S. 197
334 vgl. Kennedy (2005), S. 381 f.; vgl. van den Tooren/de Jonge (2008), S. 81 f.; vgl. Nabe-Nielsen et al. (2009), S. 50 ff.

hende soziale Isolation, sei es innerhalb oder außerhalb der Tätigkeit, verstärkt werden.[335] In der 3Q-Studie zeigte sich bei Dauernachtwachen aber die höchste Zufriedenheit, bedingt durch die hohe Autonomie und Vereinbarkeit mit dem Privatleben.[336] Die Grundthese, dass bzgl. der Arbeitszeitlage (z. B. häufige Vertretungsdienste, unbeliebte Schichttage insbesondere bei kurzzeitiger Bekanntgabe) eine Nichtwahrung des Gleichgewichts mit dem Privatleben und eine burnout-relevante, verstärkte psychosoziale und physische Mehrbelastung entsteht, konnte hingegen bestätigt werden. [337] Bedeutend ist entsprechend die aus der Autonomie oder zumindest Partizipation bei der Dienstplangestaltung resultierende Zufriedenheit.

Neben der bereits erläuterten Lage der Arbeitszeit im Sinne des Schichtsystems und der Planbarkeit, ist die Anzahl der Arbeitsstunden sowohl wöchentlich als auch pro Schicht burnout-relevant. Je mehr Stunden verrichtet werden, desto mehr kann die emotionale Erschöpfung zu- und die Leistungszufriedenheit abnehmen.[338] Eine Darstellung und damit Bewertung der durchschnittlichen Arbeitsstunden in der Altenpflege ist faktisch aufgrund der vorliegenden Daten nicht möglich. Obwohl sich wie geschildert die durchschnittliche wöchentliche Arbeitszeit grundlegend auf 38,5 bis 40 Stunden beläuft, ist der Begriff des Durchschnittwerts in den Tarifverträgen äußerst heterogen geregelt und gereicht von einem Auslegungszeitraum von 13 bis 52 Wochen.[339] Die tägliche Arbeitszeit beträgt gem. § 3 ArbZG maximal acht Stunden, kann unter Berücksichtigung eines Auslegungszeitraums von 24 Wochen oder sechs Kalendermonaten jedoch auch zehn Stunden betragen. Je nach Einrichtungen finden zudem unterschiedliche Arbeitszeitmodelle Verwendung, wie u. a. die 5-, 5,5- oder 6-Tage-Woche.[340] Angesichts der geringen Gesamtquote der Vollzeitkräfte (vgl. Kap. 3.1.6) sowie der hohen Differierung innerhalb der Einrichtungen zwischen 0 % und 90 %, zeigt sich die potenzielle Vielfalt von Einsatzmöglichkeiten.[341] Reschl-Rühling gibt

---

335 vgl. Beermann (2008), S. 1; vgl. Nabe-Nielsen et al. (2009), S. 50 ff.; vgl. Burch et al. (2009), S. 160 ff.
336 vgl. Schmidt et al. (o. A.), S. 142
337 vgl. Schmidt et al. (o. A.), S. 143; vgl. Blass et al. (2008), S. 186
338 vgl. Evers et al. (2002), S. 7 f.
339 vgl. Wiese (2007), S. 47
340 vgl. Reschl-Rühling (2004), S. 290
341 vgl. DESTATIS (2011), S. 20; vgl. Reschl-Rühling (2004), S. 290

beispielsweise die Ableistung von Überstunden bei 75 % des Personals mit einem arithmetischen Mittelwert von 15,3 Stunden pro Monat an, stellt diese allerdings nicht in Relation zu der Grundarbeitszeit des einzelnen Beschäftigten. Somit liegt in diesem Kontext kein Erkenntnisgewinn vor.[342] Gregersen et al. evaluieren in ihrer Studie mittels des Copenhagen Psychosocial Questionnaire-Fragebogens (COPSOQ) bei Beschäftigten, die unter 15 Stunden in der Woche tätig sind (6 % des Studienkollektivs), vergleichsweise signifikant niedrigere Burnoutwerte, was mit der Grundthese der o. g. Studienerkenntnisse kongruiert. Allerdings stellen sie die Schichtverteilung nicht in Bezug zu den Arbeitsstunden.[343] Zu welchem Anteil die vergleichsweise hohe Teilzeitquote durch die Intention der Selbstprotektion vor weiteren Belastungsfolgen bedingt wird (freiwillig-unfreiwillig) kann aufgrund fehlender empirischer Ergebnisse nicht geklärt werden.[344]

3.2.3 Die Gesundheit der professionellen Pflegekräfte

Der Gesundheitszustand hat, insbesondere im Hinblick auf Burnout, einen ambivalenten Stellenwert. Das subjektiv empfundene Fehlen von physischen wie psychischen pathologischen Störungen, subsummiert als positive biologische Konstitution, ist eine grundlegende Ressource zur Bewältigung von internen und externen Anforderungen.[345] Misslingt es diese zu kompensieren, führt dies zur Krankheitsentstehung.[346] Im analogen Umkehrschluss spiegelt der Gesundheitszustand die im Regelfall mittel- bis langfristigen Folgen dysregulierter Anforderungen sowie den subjektiven Intensitätsgrad wider. Folglich besteht bei fortlaufender Fehlregulation das Risiko der Generierung eines Circulus vitiosus in Form einer fortschreitenden Transformation von grundlegenden Ressourcen in zusätzliche Belastungen. Als Resümee ergibt sich in diesem Falle erneut eine burnout-typische Fallensituation.

Besondere Relevanz in diesem Kontext haben psychosomatische Erkrankungen, die um ca. 44 % in der Altenpflege verbreiteter sind als im Durch-

342 vgl. Reschl-Rühling (2004), S. 340
343 vgl. Gregersen et al. (2010), S. 123
344 vgl. Simon (2012), S. 62; vgl. MGEPA NRW (Hrsg.) (2012), S. 27
345 vgl. Lanz (2010), S. 166; vgl. Pschyrembel (2011), S. 571
346 vgl. Hurrelmann (2010), S. 88

schnitt der übrigen berufstätigen Bevölkerung.[347] Neben der Korrelation zur Fluktuationsneigung, kann es sich aufgrund der in Studien nachgewiesenen Dependenz zur Genese um eine Teilsymptomatik von Burnout handeln und/oder prima facie, wie im Vorfeld geschildert, dessen Katalyse durch die Minderung der biologischen Konstitution dienen.[348]

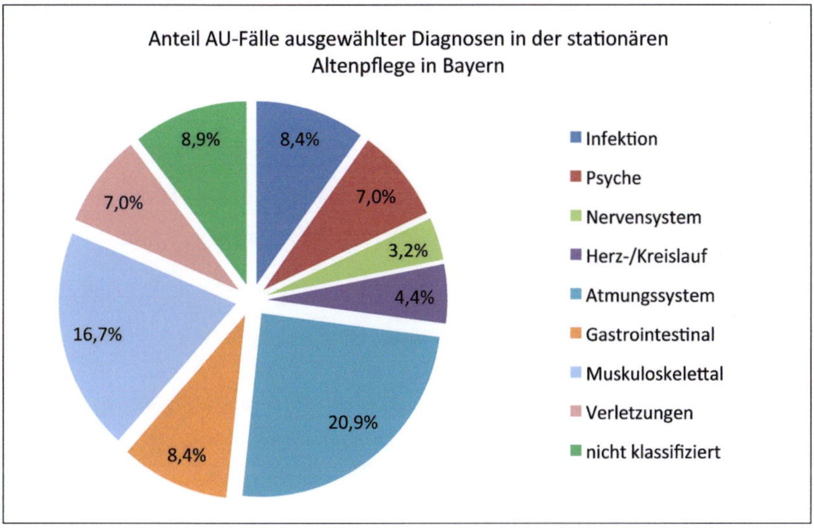

Abbildung 3.7: Anteil AU-Fälle ausgewählter Diagnosen in der stationären Altenpflege in Bayern (AOK Bayern, 2011, S. 3)

Die jüngsten aufgefundenen selektiven Daten über Arbeitsunfähigkeiten in der stationären Altenpflege (Stand 2011) entstammen dem Report Pflege der AOK Bayern. Hierbei ist zu beachten, dass dieser zum einen ausschließlich auf regionalen Werten des Bundeslands Bayern und zum anderem lediglich auf ausgewählten Diagnosegruppen basiert. Unter Vernachlässigung der nicht klassifizierten Diagnosen, handelt es sich bei den drei bzw. vier häufigsten Ursachen für Arbeitsunfähigkeit um Erkrankungen der Atmungsorgane (20,9 %), des muskuloskelettalen Systems (16,7 %), des Gastrointestinaltraktes (8,4 %) sowie um Infektionen (8,4 %). Auffällig ist, dass psychische

347 vgl. Berger et al. (2003), S. 13
348 vgl. Faller (2006), S. 214; vgl. Burisch (2010), S. 63; vgl. van Vegchel et al. (2002), S. 134 ff.; vgl. Rafnsdottir et al. (2004), S. 52 f.; vgl. Mehlan/Engels (2011), S. 28; vgl. Schmidt/Neubach (2006), S. 271

Erkrankungen mit 7 % deutlich unter dem entsprechenden Bundesdurchschnittswert im Gesundheits- und Sozialwesen mit 14 % liegen.[349] Der Gesamtkrankenstand der stationären Pflege in Bayern umfasste 5,8 % und liegt damit 1,5 % über dem regionalen Gesamtdurchschnittswert sowie 0,7 % über dem Bundesdurchschnitt des Gesundheits- und Sozialwesens.[350]

Berger et al. stellten bereits 2003 fest, dass die psychische Gesundheit von professionellen Pflegekräften um 12 % und die physische Gesundheit um 4 % unter dem Durchschnittswert der arbeitenden Bevölkerung liegt.[351] Unter Berücksichtigung des Umstands, dass der Krankenstand sowohl in der stationären Altenpflege in Bayern als auch im Gesundheits- und Sozialwesen auf bundesweiter Ebene entgegen dem Trend in den übrigen Branchen stetig anstieg,[352] ist eine Verschlechterung der o. g. Werte anzunehmen.

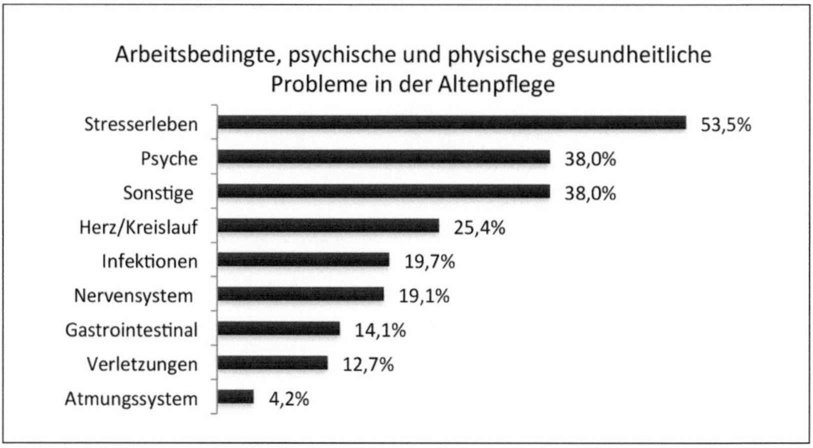

Abbildung 3.8: Arbeitsbedingte, psychische und physische gesundheitliche Probleme in der Altenpflege (vgl. Mehlan/Engels, 2011, S. 28)

Auf psychosomatisch bedingte Erkrankungen mit einem hohen Intensitätsgrad entfallen in der Altenpflege vier Absenzen pro Jahr mit einer gesamten Fehldauer von 30 Tagen.[353] Zu beachten ist, dass Altenpflegerinnen oftmals

349 vgl. Meyer et al. (2012), S. 370
350 vgl. AOK Bayern (Hrsg.) (2012), S. 2 f.; vgl. Meyer et al. (2012), S. 365
351 vgl. Berger et al. (2003), S. 13
352 vgl. AOK Bayern (Hrsg.) (2012), S. 2; vgl. Meyer et al. (2011), S. 290 u. 370
353 vgl. Schmidt/Neubach (2006), S. 272

trotz vorliegender Beschwerden ihre Tätigkeiten weiterhin ausüben. Abbildung 3.8 zeigt die im Rahmen des Projekts Arbeitsschutz in der Altenpflege (AIDA) erhobenen arbeitsbedingten psychischen und physischen gesundheitlichen Probleme. Das Stresserleben wird aufgrund des dargestellten Kausalgefüges mit 53,5 % als häufigste Belastung empfunden. Nachfolgend rangieren die rein psychischen Belastungsfolgen (38 %) sowie die physischen und psychosomatischen gesundheitlichen Probleme.[354] Eine tatsächliche Differenzierung der Genese zwischen somatisch und psychosomatisch sowie tätigkeitsbedingt und nicht tätigkeitsbedingt ist nicht möglich; eine grundsätzlich hohe Korrelation hinsichtlich Belastungsfolgen des Berufs ist aber wahrscheinlich.

Mehlan/Engels betonen in diesem Kontext die Bedeutung der subjektiven Attribution der Genese, da diese in einem direkten Zusammenhang zu der Fluktuationstendenz und dem Erreichen der persönlichen Belastungsgrenze steht. Basierend auf einer Selbsteinschätzung wird diese Grenze binnen zwei Jahren ab Beschäftigungsaufnahme von 32 % der Befragten erreicht. Nach drei bis neun Jahren gaben dies bereits 52 % an, wobei dieser Wert auch im Nachgang stabil blieb.[355] Unter Rückgriff auf die eingangs zitierte Studie von Behrens et al., nach der lediglich 50 % des Pflegepersonals drei Jahre ab Aufnahme der Erstbeschäftigung noch in diesem Berufsfeld tätig sind,[356] was näherungsweise den Werten bzgl. des subjektiven Empfindens der Erreichung der persönlichen Belastungsgrenze entspricht, wird die Plausibilität der von Mehlan/Engels beschriebenen Korrelation hinsichtlich der Fluktuationstendenz verdeutlicht.

In Bezug auf Burnout ergibt sich eine deutliche Parallele zu der direktinaktiven Coping-Strategie (vgl. Kap. 1.4.3), wobei das Kausalitätsgefüge fraglich bleibt. Die Minderung der biologischen Konstitution kann diesbezüglich sowohl Ursache als auch Folge sein oder, wie im Vorfeld beschrieben, zu Burnout und der Belastungssituation in einer gegenseitig perpetuierenden Beziehung stehen. Die Ergebnisse der NEXT-Studie zeigen in diesem Zusam-

354 Anmerkung: Unter „Sonstige" werden nach Mehlan/Engels u. a. skelettale Erkrankungen aufgeführt, nähere Aufschlüsslungen liegen nicht vor (vgl. Mehlan/Engels, 2011, S. 28).
355 vgl. Mehlan/Engels (2011), S. 26 ff.
356 vgl. Behrens et al. (2009), S. 29

menhang, dass der alleinige Einrichtungs- und damit Arbeitsplatzwechsel keine kurative Wirkung besitzt.[357] Somit verbleibt hinsichtlich der genannten Coping-Strategie als letzte Fluchtmöglichkeit zur Selbstprotektion die Aufgabe der Tätigkeit; auch bekannt als die eingangs zitierte „Flucht aus der Pflege".[358]

357 vgl. Dichter et al. (2009), S. 15
358 Hasselhorn et al. (2002), S. 2

4 Resümee

Ziel dieser Ausarbeitung war die Evaluation der Determinanten von Burnout in der stationären Altenpflege. Zu diesem Zwecke wurden zunächst die grundlegende Konzeption des Burnout-Syndroms sowie der Stand der Forschung erläutert und im Folgenden die tätigkeitsbedingten, psychischen und physischen Faktoren zur Generierung oder Katalyse von Burnout dargestellt.

Während Burnout als psychologisches Phänomen im alltäglichen Sprachgebrauch über einen hohen Bekanntheitsgrad sowie allgemeine, intuitive Assoziationen bzgl. Ätiologie und Symptomatik verfügt,[359] zeichnet sich bei subsummierter Betrachtung der fundierten wissenschaftlichen Erkenntnisse – der nunmehr fast 50 Jahre umfassenden Forschung – eher eine Aporie ab.

Bis heute existiert statt einer einheitlichen Definition eine Vielzahl von Erklärungsmodellen, die sich zum Teil lediglich in Nuancen unterscheiden oder gänzlich verschiedene Ansätze verfolgen. Exemplarisch sei hier Freudenberger genannt, nach dem die Ursachen für Burnout sich ausschließlich in der engagierten und idealistischen Persönlichkeit begründen, wohingegen nach Maslach lediglich charakterschwache Personen durch die Konfrontation mit sechs Faktoren der Arbeitswelt ausbrennen können. Burisch sowie Cherniss wiederum vereinen in ihren integrierenden Modellen die unidimensionalen Erklärungsansätze. Ein Fakt ist ihnen gemein: Sie basieren im Wesentlichen auf Plausibilität, konnten empirisch bislang aber nicht abschließend belegt werden.

Ursächlich für diesen Umstand gilt das in der Burnout-Forschung vorherrschende transversale und quantitative Studiendesign. Durch die Verwendung von Selbsterhebungsinstrumenten, deren Validität insbesondere im Hinblick auf die mangelnde Definition fraglich ist und die zudem keine differentialdiagnostischen Screeningtools beinhalten, und durch die daraus resultierende explorative und deskriptive Korrelationsforschung ist ein Beleg der Modellansätze nicht möglich. Entsprechend ist für das Forschungsgebiet durch die ususmäßig niedrigschwellige Methodik der Testverfahren, neben der hohen Anzahl der durchgeführten Studien, ein geringer Evidenzgrad

359 vgl. Körner (2003), S. 10

kennzeichnend. Anstelle des Fortschritts der Nachvollziehung der psychodynamischen Ätiologie unter Berücksichtigung der mitunter äußerst diffizil ausgestalteten Theorien, zeichnet sich eher ein Rückschritt ab, indem primär das Dogma der Reziprozität im beruflichen Kontext, was bereits in der Pionierphase Mittelpunkt der meisten Modellansätze war, als Grundkonsens verbleibt. Bei Betrachtung des Reziprozitätskonzepts hinsichtlich des motivational (intrinsisch wie extrinsisch) definierten und begehrten Ertrags wird jedoch deutlich, dass die beschriebenen, vorrangig umweltbedingten Korrelationen lediglich teilweise Aufschlüsse über die Ätiologie des Ausbrennens geben können. Die essenzielle Fragestellung, aus welchem Grunde Burnout unter identischen externalen Bedingungen und damit im Hinblick auf das individuelle Kausalitätsgefüge eben nicht jeden ereilt, bleibt unbeantwortet.

Werden die Ergebnisse mit dem Wissensstand bzgl. des anerkannten Krankheitsbilds der Depression verglichen, bei der u. a. die Definition, die Ursachen (z. B. biologisch durch genetische Disposition oder psychisch durch Traumata), die Therapie (z. B. medikamentös oder psychotherapeutisch), die Erscheinungsformen (z. B. ängstlich-agitiert oder gehemmt-apathisch), die Schweregrade, die Diagnostik per se sowie die Differentialdiagnostik als gesichert gelten,[360] wird der vorliegende Kontrast deutlich.

Somit verbleibt als Quintessenz, dass es sich bislang bei Burnout um ein psychologisches Phänomen mit unbekanntem pathologischen Stellenwert (z. B. Syndrom, Symptomkomplex, Risikofaktor, Krankheit) handelt, dessen Kausalität sich in mangelnder Reziprozität im beruflichen Umfeld begründet. Es ist nicht einheitlich definiert, daraus resultierend nicht valide messbar, verfügt über eine ungeklärte Prävalenz sowie ungeklärte explizite Ätiologie und kann sich mittels 130 diffusen Symptomen manifestieren. Unbenommen der konzeptionellen Schwachpunkte ist ein konsequenter Anstieg von burnout-bedingten Arbeitsunfähigkeitsquoten und Fehltagen zu verzeichnen – ein Aspekt, der dazu geführt hat, Burnout mitunter als Volkskrankheit zu bezeichnen.[361] Dies verdeutlicht zum einen den gesellschaftlich attribuierten Stellenwert, zum anderen (angesichts des fehlenden Stigmas von Burn-

360 vgl. Bandelow et al. (Hrsg.) (2013), S. 72 ff.; vgl. Zaudig et al. (Hrsg.) (2006), S. 207 ff.
361 vgl. Scharnhorst (2012), S. 31

out, das beispielsweise bis heute der Depression anhaftet) die Wichtigkeit der wissenschaftlichen Ergründung von Ätiologie, differenzierter Diagnostik sowie Präventions- und Therapiemöglichkeiten (individuell und organisatorisch). Zwecks Realisierung gilt es von den primär explorativen, deskriptiven Studien abzukehren, Burnout mittels longitudinaler Kohortenstudien unter Einsatz multimodaler Testverfahren (z. B. klinisch-psychologische Gespräche, Beobachtungen) (neu) zu erforschen und damit eine fundierte Gesamtkonzeption zu schaffen.[362]

Im Hinblick auf die stationäre Altenpflege erscheint es unter Berücksichtigung der vorliegenden Datenbasis zwar vermessen, wie Hien von einem „kollektiven Burnout"[363] auszugehen, dennoch wurde die Vielfältigkeit der Burnout-Determinanten deutlich. Diese resultieren mitunter fakultativ aus dem Charakter der personenbezogenen, sozialpflegerischen Dienstleistung bzw. in der Terminologie von Maslach des „High-Touch"-Berufs, in dessen Felde sich die Wurzeln der Burnout-Forschung begründen. Als grundlegende Ursachen gelten:

- die **Emotions- und Beziehungsarbeit** bei der Begleitung der Bewohner, deren Gesundheitszustand sich alters- und krankheitsbedingt progredient verschlechtert, in Alltags- und in Grenzsituationen;
- die **Rollenambiguitäten** zwischen Fürsorge, freier Selbstbestimmung und den eigenen Werten sowie
- die **mangelnde Anerkennung** für die erbrachten Mühen.

Die vorliegenden Rahmenbedingungen führen durch die Generierung einer erheblichen Diskrepanz zwischen Berufsbild und -praxis zur Verfehlung der in die Berufsausübung gesetzten Erwartungen und besitzen somit eine stark katalysierende Wirkung. Als essenziell gelten hierbei die unzureichenden Zeitkorridore und Personalschlüssel, angesichts derer von einer Fließband-[364] oder Minutenpflege[365] gesprochen wird und die in konfliktärer bis antinomistischer Beziehung sowohl zu dem individuellen Pflegeverständnis der

362 vgl. Rösing (2011), S. 253 f.; vgl. Korczak et al. (2010), S. 99 f.
363 Hien (2009), S. 32
364 vgl. Neubauer (2009), S. 36
365 vgl. Fussek (2002), S. 21

professionellen Pflegekräfte als auch zu den wissenschaftlichen Erkenntnissen hinsichtlich einer guten Pflege stehen. Die als Resultat dieser Faktoren geminderte biologische Konstitution des Personals kann neben der verstärkenden Wirkung auf die empfundene mangelnde Reziprozität zum Verlassen der Einrichtung oder gar des Tätigkeitsfeldes führen.

Ein Umstand ist hierbei dem Großteil der Faktoren gemein: Sie stellen, obwohl sich diese Ausarbeitung vornehmlich aktueller Quellen bediente, weder hinsichtlich des Vorliegens, noch des Wissens um deren Existenz per se als auch hinsichtlich deren Begünstigung von Burnout ein Novum dar. Wird die Einführung der sozialen Pflegeversicherung als letzte umfassende Systemreform zum 01. Januar 1995 als Zäsur zugrunde gelegt, so stellten beispielsweise Zimber et al. 1996 und 1997 mittels des Beanspruchungsscreenings bei Humandienstleistern bei 30,5 % bzw. 28,7 % des Studienkollektivs in der stationären Altenpflege eine kritische Ausprägung der emotionalen Erschöpfung fest.[366] Die in diesem Zusammenhang umschriebenen tätigkeitsbedingten Belastungsfaktoren[367] weisen Parallelen zu den entsprechenden Ausführungen dieser Arbeit auf. Obwohl turnusmäßig Erhebungen hinsichtlich der Arbeitsbedingungen und der Situation in der Altenpflege von diversen Instanzen sowie seitens des Staates durchgeführt werden (unmittelbar oder gefördert), verlief die Literaturrecherche hinsichtlich der durchgeführten und global wirksamen Maßnahmen zur Verbesserung der Strukturqualität und Minderung der Belastungssituation frustran.

366 vgl. Zimber et al. (1999), S. 194
367 vgl. Zimber et al. (1999), S. 190 ff.

5 Handlungsempfehlungen

Angesichts der heute unbestrittenen gesamtgesellschaftlichen Bedeutung der stationären Altenpflege, die bedingt durch den fortschreitenden demografischen Wandel weiter zunehmen wird, wird an dieser Stelle die Initiierung entgegensteuernder Maßnahmen empfohlen. Zwecks Prävention von Burnout ist die Herstellung der Reziprozität anzustreben, was entweder möglich ist durch die Senkung der Erwartungshaltung oder die Schaffung von Möglichkeiten, dieser gerecht zu werden. Hinsichtlich der Auswirkungen auf die Ergebnisqualität liegt die Präferenz bei Letzterem, wobei die folgenden Handlungsempfehlungen, unter Würdigung der umfassenden Komplexität der Thematik, lediglich den Anspruch eines zwar wegweisenden, aber rudimentären Rahmengerüstes erfüllen können. Obwohl wie dargestellt eine Vielzahl von Missverhältnissen zwischen Einsatz und Ertrag vorliegt, fokussieren sich die Empfehlungen unter Rückgriff auf die Fragestellung der Ausarbeitung auf die in der Burnout-Forschung nachgewiesenen Korrelationen.

Auf der **Makroebene** besitzt die beschriebene Diskrepanz zwischen Berufsbild, der Berufspraxsis und dem subjektiven Pflegeverständnis, bedingt durch die strukturellen Rahmenbedingungen sowie die mangelnde gesellschaftliche Anerkennung, eine erhebliche Belastungswirkung. Die Wirksamkeit von selektiven Imagekampagnen wird als äußerst begrenzt eingeschätzt, wenn man die seitens der Branche mitunter selbst bewirkte Fokussierung der medialen Berichterstattung auf die vorliegenden Missverhältnisse von Struktur- und Ergebnisqualität berücksichtigt.[368] Zielführend ist daher allenfalls die mediale Begleitung bei der Verbesserung der Rahmenbedingungen. Die Einrichtung von Pflegekammern als interessenvertretendes Organ der Pflegekräfte, wie es aktuell zur Diskussion steht,[369] kann als ein erster Schritt erachtet werden. Prämisse hierbei ist neben der grundsätzlichen Einräumung des Mitbestimmungsrechts bei der Gestaltung der Berufsrealität, dass dieses zur Verbesserung der strukturellen Bedingungen, z. B. hinsichtlich Personalschlüsseln und Zeitkorridoren, und nicht alleinig zur Definition weiterer nicht

368 vgl. MGEPA NRW (Hrsg.) (2012), S. 100
369 vgl. BAY.ARGE/DPR (2012), S. 1 ff.

erfüllbarer Qualitätsmaßstäbe eingesetzt wird, was zu einer Verschärfung der Problematik mangelnder Reziprozität führen würde. Die adäquate (Mit-)Gestaltung hingegen wird durch die Minderung der Fremdbestimmung seitens anderer Disziplinen sowohl zu einer Stärkung der Autonomie führen als auch der stationären Altenpflege grundsätzlich ermöglichen, den eigenen Lehren und Leitbildern gerecht zu werden.

Ergänzend zu den rein organisatorisch ausgerichteten, verhältnispräventiven Maßnahmen empfiehlt sich des Weiteren die Implementierung individuell wirksamer, verhaltenspräventiver Instrumente zur Wahrung und Förderung der gesundheitlichen Ressourcen. Mögliche Ansatzpunkte liegen u. a. bei dem sogenannten Praxisschock. Dieser wird durch die Nichterfüllung der eigenen Erwartungen aufgrund der abweichenden Berufsrealität generiert und insbesondere mit der stationären Altenpflege attribuiert.[370] Exemplarisch für den Grundgedanken dienen die folgenden zwei Beispiele:

1. Damit potenzielle Interessenten an einer Beschäftigung in der Altenpflege erste Eindrücke von Berufsfeld und -realität gewinnen können, werden die ausbildenden Stellen dazu angehalten, den Interessenten im Vorfeld ein Praktikum anzubieten. Prämisse hierbei ist die Möglichkeit des offenen Austauschs mit den professionellen Pflegekräften.[371]

2. Durch die Adaption der Curricula der Aus- und Weiterbildungen bestehen Möglichkeiten, den Belastungssituationen frühzeitig gerecht zu werden. Dies bedarf der Ausweitung von Unterrichtsinhalten hinsichtlich Themen wie Burnout, Praxisschock und den sich unmittelbar aus der Tätigkeit ergebenden Belastungen (z. B. Grenzsituationen). Neben der Sensibilisierung durch die Thematisierung per se, sollen auf diesem Wege wirksame Instrumentarien zur Selbstprotektion vermittelt werden; sei es fachspezifisches Wissen (z. B. Hospiz- oder Palliativversorgung) oder allgemeine Konzepte zur Stressbewältigung, wie beispielsweise Antonovskys Konzept der Salutogenese.[372] Obwohl

370 vgl. Hölzer (2003), S. 61; vgl. Pfleghar/Ehlers (2006), S. 56

371 vgl. Burisch (2010), S. 270; vgl. Kneitschel/Philbert-Hasucha (2008), S. 21; vgl. Stuhl (2006), S. 14; vgl. Kruse/Schmitt (1999), S. 161

372 vgl. Ekert/Ekert (2005), S. 229; vgl. Fengler (2011a), S. 147; vgl. Raddatz (2007), S. 34 ff.

die genannten Themenfelder bereits im Grundansatz Bestandteil der Ausbildung sind, fehlt sowohl ein adäquater inhaltlicher Umfang als auch eine regelmäßige, situative Vermittlung und Überprüfung im Sinne der Koppelung an die zu absolvierenden Praxisphasen.[373]

Die Ansatzpunkte auf der **Mesoebene** liegen in der Unternehmenskultur und -organisation der Pflegeeinrichtungen. Die alleinige Verbesserung der globalen Rahmenbedingungen kann angesichts der beschriebenen Determinanten, wie z. B. der Bedeutung des Führungsverhaltens, keinen nachhaltigen Effekt erzielen.[374] Zielführend ist deswegen eine am Mitarbeiter orientierte Organisationsentwicklung und die Implementierung eines umfassenden Konzepts des wertschätzenden Führungsverhaltens, das auf den Elementen der verstärkten Information, Partizipation, geförderten Mitarbeiterentwicklung (zeitlich wie finanziell) und einer familiengerechten Dienstplangestaltung basiert.[375] Nach Berger sollen die Maßnahmen eines solchen Konzepts in Summe darauf abzielen,

1. das subjektive Beanspruchungsempfinden auf ein erträgliches Maß zu reduzieren,
2. die emotionale Identifikation mit der Tätigkeit durch die Nähe zu den Bewohnern zu steigern,
3. die als subjektiv wichtig empfundenen Aspekte im Unternehmen sowie
4. das Betriebsklima, insbesondere hierarchieübergreifend, zu fördern.[376]

Dies stellt eine ohne Weiteres auf die Makro- und Mikroebene übertragbare Zielsetzung dar.

Neben den verhältnisorientierten Aspekten gilt es, den offensichtlich fakultativen psychischen und physischen Belastungen der Tätigkeit mittels des betrieblichen Gesundheitsmanagements Rechnung zu tragen. Mögliche

373 vgl. Hölzer (2003), S. 60; vgl. Heidecker (2007), S. 7; vgl. Wilkening/Kunz (2003), S. 142
374 vgl. Burisch (2010), S. 270
375 vgl. MGEPA NRW (Hrsg.) (2012), S. 100 f.; vgl. Bessin/Fuchs-Frohnhofen (2012), S. 279; vgl. Eitner/Wallrafen-Dreisow (2012), S. 233 ff.; vgl. Esslinger/Kellner (2010), S. 113
376 vgl. Berger (2006), S. 71 f.

verhaltensorientierte Instrumente, um den physischen Belastungen entgegenzuwirken, stellen exemplarisch Bewegungsangebote dar. Dies sind z. B.

- die Durchführung oder Förderung von Gesundheitskursen,
- die Zurverfügungstellung von Sportgeräten sowie
- Weiterbildungsangebote mit Gesundheitsförderungsinhalten (z. B. über Kinästhetik).[377]

Der Verhaltensprävention der psychischen Belastungen kommt im Hinblick auf die obigen Ausführungen ein noch größerer Stellenwert zu. Sie darf trotz verbesserter Rahmenbedingungen nicht vernachlässigt werden, da diese mitunter die bekannten Problematiken nicht beheben, sondern sogar neue generieren können. Büssing und Glaser belegen dies mit einem Modellversuch in einem somatischen Krankenhaus, bei dem die Strukturqualität unter den o. g. Aspekten adaptiert wurde. Zu Beginn konnte zwar ein signifikanter Rückgang von Burnout verzeichnet werden, der im Laufe des Projekts jedoch umschlug. Ursächlich hierfür waren die Intensivierung der Pflegebeziehung und die daraus resultierende emotionale Mehrbelastung.[378] Unter Berücksichtigung der weiteren im Vorfeld dargestellten psychischen Belastungen wie im Falle der Grenzsituationen, empfiehlt sich die unternehmensseitige Implementierung

- regelmäßiger Coachings der Führungskräfte,
- eines Angebots der Supervision für alle hierarchischen Ebenen sowie
- fachbezogener Fortbildungen.

Bei ersteren beiden liegt die Zielsetzung in der Aufgreifung der Belastungssituationen in jeweils der Situation angemessener Form, z. B. als Einzel- oder Gruppensupervision, und stellen somit ein Angebot zur Unterstützung bei der Selbstreflexion dar. Mit den hierbei gewonnenen Erkenntnissen und Ratschlägen und dem Wissen, dass nicht nur der Einzelne davon betroffen ist – was eine fehlerhafte Selbstinterpretation als subjektive Schwäche an-

377 vgl. Buchberger et al. (2011), S. 16
378 vgl. Büssing/Glaser (2003), S. 107, 117 u. 121

tizipieren kann –, kann die Bewältigung der Belastungen gelingen.[379] Bei dem Einsatz fachbezogener Fortbildungen, wie beispielsweise über emotionsorientierte Pflege oder die Betreuung von demenziell Erkrankten, konnte in Studien eine protektive Wirkung hinsichtlich Burnout auf der Ebene der Leistungsfähigkeit evaluiert werden. Angesichts der limitierten Vorhaltezeit empfiehlt sich hierbei eine regelmäßige Repetition.[380]

Die Auseinandersetzung mit den aktuellen Erkenntnissen hinsichtlich Organisationsentwicklung und Führungsverhalten seitens der Leitungsebene dient hierbei als Basis, um nachfolgend gemeinsam mit den Mitarbeitern die unternehmensindividuellen Ansatzpunkte zu identifizieren, entsprechende Maßnahmen zu planen, umzusetzen und auf weitere Verbesserungsmöglichkeiten zu überprüfen. Essenziell ist die Wirksamkeit der Maßnahmen durch Bedeutsamkeit und Nachhaltigkeit ebenso wie die Annahme der Erkenntnis, dass es sich um kein in sich abgeschlossenes, einmaliges Projekt mit einem fixen Start- und Endzeitpunkt handeln kann, sondern um einen fortlaufenden Prozess.[381] Der hierdurch in Summe bedingte Ressourcenaufwand für die Einrichtungen kann zweifelsohne als hoch bezeichnet werden. Die Ergebnisse der 3Q-Studie oder von Projekten wie AIDA zeigen jedoch, dass der daraus resultierende Nutzen hinsichtlich Arbeitszufriedenheit, Bindung an das Unternehmen, Gesundheit der Pflegekräfte, Pflegequalität etc. die erbrachten Investitionen übersteigt.[382]

Zu guter Letzt verbleibt die **Mikroebene**, unter der die Pflegekraft als Individuum zu verstehen ist. In Anbetracht der grundlegenden Abhängigkeit im Beschäftigungsverhältnis von den sich aus der Makro- und Mesoebene ergebenden Rahmenbedingungen und angesichts des Umstands, dass Interventionsstudien zum Großteil eben bei diesen ansetzen[383] oder Instrumentarien vermitteln, die bereits quasi institutionalisiert in den vorhergehenden Ausführungen Berücksichtigung fanden, fehlt es an Ansatzpunkten, um weitere fundierte diffizile Handlungsempfehlungen abzuleiten. Letztendlich

---

379 vgl. Krall (2008), S. 126 f.; vgl. Loffing/Loffing (2010), S. 112 f.; vgl. Fengler (2011a), S. 156
380 vgl. Schrijnemaekers et al. (2003), S. 52 ff.; vgl. Baldelli et al. (2004), S. 53 f.
381 vgl. Hinterhuber (2004), S. 182
382 vgl. Blass et al. (2008), S. 244 ff.; vgl. Schmidt et al. (o. A.), S. 96 ff.
383 vgl. Walter et al. (2012), S. 180

kann aus diesem Grunde der Einzelne nur angehalten werden, die individuell ausgerichteten Unterstützungsangebote auch in Anspruch zu nehmen. Bei Beschäftigten in der stationären Altenpflege wird mitunter ein innerer Widerstand gegen z. B. Supervisionen beschrieben, der sich in der Handlungsohnmacht in Bezug auf die Rahmenbedingungen begründet.[384] In dieser Fokussierung kann eine burnout-typische Fallensituation erkannt werden. Zielführend ist die regelmäßige Selbstreflexion hinsichtlich der eigenen Bedürfnisse, Erwartungen, Motive sowie der Umsetzbarkeit unter Berücksichtigung der eigenen Belastungsgrenze und der Work-Life-Balance. Gegebenenfalls bedarf es hierbei einer Anpassung der Erwartungshaltung durch Coping mittels der Kombination der direkt-aktiven und indirekt-aktiven Bewältigungsstrategien, um die durch mangelnde Reziprozität bedingten Belastungen zu vermindern oder gar zu vermeiden. Mithilfe dieser Kombination wird erkannt, dass angesichts der Rahmenbedingungen und der eigenen Grenzen bereits das bestmögliche Outcome erzielt wurde.

Werden die genannten Adaptionen auf der Makro-, Meso- und Mikroebene umgesetzt, wird es der Branche möglich sein, dem eigenen Selbstbild zu entsprechen, was neben einem wesentlichen Fortschritt zur Professionalisierung auch mit einem selbst perpetuierenden Imagegewinn einhergeht. Es wurde ebenfalls deutlich, dass dies nur mit einem erheblichen Ressourceneinsatz möglich ist. In finanzieller Hinsicht kann die seit 1998 stagnierende Höhe der Leistungen der sozialen Pflegeversicherung zur vollstationären Pflege gem. § 43 SGB XI für Pflegebedürftige der Stufen I und II als Beispiel dafür angeführt werden, dass dieser Aspekt in der Vergangenheit vernachlässigt wurde. Trotz des gesetzlichen Dogmas des Vorzugs der häuslichen Pflege und der im Gesundheitswesen allumfassenden, zunehmenden Allokationsproblematik, erscheinen Investitionen unumgänglich.

Die verkürzte Darstellung der Handlungsempfehlungen vermag zu implizieren, dass es sich hierbei alleinig um monetäre Mittel handelt. Es wird an dieser Stelle daher nochmals auf den zwar wegweisenden aber rudimentären Charakter hingewiesen. Durch die Anpassung von Personalschlüsseln

384 vgl. Hien (2009), S. 189 ff.

wird beispielsweise zwangsläufig ein Mehrbedarf an Pflegekräften generiert. Zum jetzigen Zeitpunkt ist jedoch weder quantitativ noch qualitativ im Sinne der Fachkraftquote eine Besetzung der vakanten Stellen möglich.[385] Entsprechend gilt es umfassende Konzepte zu erarbeiten, um eine sukzessive Realisierung zu ermöglichen. Dies bedingt neben Investitionen finanzieller Art u. a. den Einsatz eines weiteren Faktors, dessen potenzielle Verfügbarkeit unbekannt ist: der Faktor Zeit.

Wird angesichts der seit Langem bekannten Arbeitsbedingungen und -belastungen sowie des fortschreitenden demografischen Wandels davon ausgegangen, dass als metaphorischer Vergleich die Uhr bereits auf „fünf vor zwölf" steht, zeichnet sich ein baldiger Handlungsbedarf ab. Andernfalls wird eines Tages hinsichtlich der Analyse der noch zur Verfügung stehenden Handlungsoptionen für Angehörige der Gesundheitsdienste sinnbildlich gelten, was schon Pines et al. in einem Auszug ihrer Burnout-Definition formulierten: „die Erkenntnis nicht mehr helfen zu können".[386]

385 vgl. TNS Infratest Sozialforschung (2011), S. 145; vgl. Bundesagentur für Arbeit (2012), S. 9
386 Pines et al. (2006), S. 25

Literatur

Ackermann, A. (2005). *Empirische Untersuchungen in der stationären Altenhilfe.* Münster: LIT.

Anderson, K. A. (2008). *Grief experiences of CNAs: relationships with burnout and turnover.* Journal of Gerontological Nursing, 34 (1), S. 42–49.

AOK Bayern (Hrsg.) (2012). Report Pflege 2011. Regionalbericht AOK Bayern. Nürnberg: AOK Bayern.

AOK-Bundesverband/Bundesverband der Betriebskrankenkassen/IKK-Bundes-verband/ See-Pflegekasse/Bundesverband der landwirtschaftlichen Krankenkassen/ Knappschaft/Verband der Angestellten-Krankenkassen e. V./Arbeiter-Ersatz-kassen-Verband e. V. (2005). Richtlinien der Spitzenverbände der Pflegekassen zur Anwendung der Härtefallregelungen (Härtefall-Richtlinien – HRi) vom 10.07.1995 geändert durch Beschlüsse vom 19.10.1995, vom 03.07.1996 und vom 28.10.2005.

Baldelli, M. V./Fabbo, A./Costopulos, C./Carbone, G./Gatti, R./Zucchi, P. (2004). *Is it possible to reduce job burnout of the health care staff working with demented patients?* Archives of gerontology and geriatrics, Supplement, 38 (9), S. 51–56.

Bakker, A. B./Schaufeli, W. B./Demerouti, E./Janssen, P. P./Hulst, R. van der/Brouwer, J. (2000). *Using equity theory to examine the difference between burnout and depression.* Anxiety, stress, and coping, 13 (3), S. 247–268.

Bandelow, B./Gruber, O./Falkai, P. (Hrsg.) (2013). Kurzlehrbuch Psychiatrie, Heidelberg/ Göttingen: Springer Medizin.

Bayerische Arbeitsgemeinschaft zur Förderung der Pflegeberufe (BAY.ARGE)/Deutscher Pflegerat e.V. (DPR) (2012). *Pflegekammer ist alternativlos.* http://www.deutscher-pflegerat.de/dpr.nsf/F14FA44037D500E1C1257A9C0043A953/$File/Presseinformation-Pflegekammer%20ist%20alternativlos_Expertenanh%C3%B6rung%20vor%20dem%20Ausschuss%20f%C3%BCr%20Umwelt%20und%20Gesundheit%20in%20Bayern_121019.out.pdf (16.01.2014).

Beermann, B. (2008). *Nacht- und Schichtarbeit – ein Problem der Vergangenheit?* http://www.baua.de/cae/servlet/contentblob/672564/publicationFile/47153/artikel10.pdf (16.01.2014).

Behrens, J./Horbach, A./Müller, R. (2009). *Forschungsstudie zur Verweildauer in Pflegeberufen in Rheinland-Pfalz (ViPb), Abschlussbericht zum 31.12.2008.* Berichte aus der Pflege, 12. Halle (Saale), Martin-Luther-Universität Halle Wittenberg. http://www.masgff.rlp.de/uploads/media/Bericht_Nr._12_Studie_Verweildauer_2009.pdf (16.01.2014).

Ben-Khalifa, C./Hellmann, S. (2005): *Das Dienstverhältnis in der Altenpflege. Worauf Mitarbeiter achten müssen.* Hannover: Schlütersche.

Berger, G. (2006). *Organisationsentwicklung als Grundlage des betrieblichen Gesundheitsmanagements.* In: Berger, G./Kämmer, K./Zimber, A. (Hrsg.): Erfolgsfaktor Gesundheit, Handbuch zum betrieblichen Gesundheitsmanagement Teil 1. Hannover: Vincentz, S. 69–75.

Berger, J./Nolting, H.-D./Genz, H.O./Küfner, S./Nienhaus, A. (2003). *Berufsgenossenschaft für Gesundheitsdienst und Wohlfahrtspflege (BGW) – Deutsche Angestellten Krankenkasse (DAK) Gesundheitsreport 2003 Altenpflege: Arbeitsbedingungen und Gesundheit von Pflegekräften in der stationären Altenpflege.* Hamburg: BGW/DAK.

Berger, M./Linden, M./Schramm, E./Hillert, A./Voderholzer, U./Maier, W. (2012). *Positionspapier der Deutschen Gesellschaft für Psychiatrie, Psychotherapie und Nervenheilkunde (DGPPN) zum Thema Burnout.* http://www.dgppn.de/fileadmin/user_upload/_medien/download/pdf/stellungnahmen/2012/stn-2012-03-07-burnout.pdf (16.01.2014).

Bermes, C. (2008). *Arbeit, Beruf und Person. Anthropologie des Handelns und Arbeitens.* In: Jäger, W./Röttgers, K. (Hrsg.): Sinn von Arbeit. Soziologische und wirtschaftsphilosophische Betrachtungen. Wiesbaden: VS, S. 45–67.

Berufsgenossenschaft für Gesundheitsdienst und Wohlfahrtspflege (BGW) (2005). *Forschungsergebnisse der Studie „Sterbebegleitung in Sachsen", Arbeits- und Belastungssituation der Pflegenden und Ärzte.* Hamburg: BGW.

Berufsgenossenschaft für Gesundheitsdienst und Wohlfahrtspflege (BGW) (2006). *Aufbruch Pflege. Moderne Prävention für Altenpflegekräfte BGW-Pflegereport 2006.* http://www.bgw-online.de/internet/generator/Inhalt/OnlineInhalt/Medientypen/bgw_20themen/TSAP11__Aufbruch__Pflege__Moderne__Praevention__fuer__Altenpflegekraefte__Bericht,property=pdfDownload.pdf (16.01.2014).

Bessin, C./Fuchs-Frohnhofen, P. (2012). *Handlungsanregung „Wertschätzendes Führen".* In: Fuchs-Frohnhofen, P./Isfort, M./Wappenschmidt-Krommus, E./Duisberg, M./Malsburg, A. von der/Brauckmann, A./Bessin, C. (Hrsg.): PflegeWert, Wertschätzung erkennen – fördern – erleben. Köln: Kuratorium Deutsche Altenhilfe (KDA), S. 273–291.

Birken, T./Dunkel. W./Herms, I. (2012). *Interaktive Arbeit als Kern von Pflege.* In: Reichwald, R./Frenz, M./Hermann, S./Schipanski, A. (Hrsg.): Zukunftsfeld Dienstleistungsarbeit, Professionalisierung – Wertschätzung – Interaktion. Wiesbaden: Springer Gabler, S. 560–573.

Blass, K./Geiger, M./Kirchen-Peters, S (2008). *„AIDA - Arbeitsschutz in der Altenpflege" Endbericht zur operativen Projektdurchführung.* http://www.isg-institut.de/download/AIDA_Bericht_iso.pdf (16.01.2014).

Blass, K. (2006). *Gesund Pflegen in der Altenpflege: Analyse und Maßnahmenentwicklung zur Reduzierung der Arbeitsbelastung in der stationären Altenpflege.* Bremerhaven: Wirtschaftsverlag N. W. Verlag für neue Wissenschaft.

Blass, K. (2008). *Einsatz von Langzeitarbeitslosen in stationären Einrichtungen der Altenpflege.* http://www.baua.de/de/Publikationen/Fachbeitraege/F2182.pdf?__blob=publicationFile&v=6 (16.01.2014).

Bracks, V. (2012). *Burnout – ein Thema auf Palliativstationen?* In: Müller, M./Pfister, D. (Hrsg.): Wie viel Tod verträgt das Team? Belastungs- und Schutzfaktoren in Hospizarbeit und Palliativmedizin. Göttingen/Bristol: Vandenhoeck & Ruprecht, S. 31–34.

Bradley, H. B. (1969). *Community-based treatment for young adult offenders.* Crime & Delinquency, 15 (3), S. 359–370.

Bräutigam, C. (2008). *Die stationäre Altenhilfe: Situation, Herausforderungen und beispielhafte Entwicklung.* Forschung Aktuell, 9/2008. Online unter: http://www.iat.eu/forschung-aktuell/2008/fa2008-09.pdf (16.01.2014).

Brög-Kurzemann, U./Sieber, H./Weh, B. (2000). *Grundpflege – Behandlungspflege. Gegliedert nach AEDL.* Band 1. Hannover: Vincentz.

Brüll, H.-M. (2005). *Sterbebegleitung im Heim, eine qualitative Erkundungsstudie zur Situation und zu Werteeinstellungen von Mitarbeiterinnen und Mitarbeitern in der stationären Altenhilfe.* Schriften des Institut für Bildung und Ethik (IBE) der Pädagogische Hochschule Weingarten, 4. Online unter: http://opus.bsz-bw.de/hsbwgt/volltexte/2005/13/pdf/Druckfassung_sterbebegleitung_im_Heim1.pdf (16.01.2014).

Buchberger, B./Heymann, R./Huppertz, H./Friepörtner, K./Pomorin, N./Wasem, J. (2011). *Effektivität von Maßnahmen der betrieblichen Gesundheitsförderung (BGF) zum Erhalt der Arbeitsfähigkeit von Pflegepersonal, Health Technology Assessment (HTA)-Bericht, 144.* Köln: Deutsches Institut für Medizinische Dokumentation und Information (DIMDI). Online unter: http://portal.dimdi.de/de/hta/hta_berichte/hta299_bericht_de.pdf (16.01.2014).

Büssing, A./Glaser, J. (2003). *Arbeitsbelastungen, Burnout und Interaktionsstress im Zuge der Reorganisation des Pflegesystems.* In: Büssing, A. /Glaser, J. (Hrsg.): Dienstleistungsqualität und Qualität des Arbeitslebens im Krankenhaus. Göttingen: Hogrefe, S. 101–130.

Büssing, A./Perrar, K.-M. (1992). *Die Messung von Burnout, Untersuchung einer Deutschen Fassung des Maslach Burnout Inventory (MBI-D).* Pflegezeitschrift, 47 (3), Beilage Pflegeforschung, S.20–30.

Bundesagentur für Arbeit (BA) (Hrsg.) (2012). *Fachkräfteengpässe in Deutschland. Analyse Juni 2012.* http://statistik.arbeitsagentur.de/Statischer-Content/Arbeitsmarktberichte/Berichte-Broschueren/Arbeitsmarkt/Generische-Publikationen/BA-FK-Engpassanalyse-2012-06.pdf (16.01.2014).

Burch, J. B./Tom, J./Zhai, Y./Criswell, L./Leo, E./Ogoussan, K. (2009). *Shiftwork impacts and adaptation among health care workers.* Occupational Medicine, 59 (3), S. 159–166.

Burisch, M. (2010). *Das Burnout-Syndrom. Theorie der inneren Erschöpfung.* Heidelberg: Springer.

Cherniss, C. (1980). *Staff Burnout. Job Stress in the Human Service.* Beverly Hills: Sage.

Cocco, E./Gatti, M./de Mendonça Lima C. A./Camus, V. (2003). *A comparative study of stress and burnout among staff caregivers in nursing homes and acute geriatric wards.* International Journal of Geriatric Psychiatry, 18 (1), S. 78–85.

Cummings, G. G./Hayduk, L./Estabrooks, C. A. (2005). *Mitigating the impact of hospital restructuring on nurses: the responsibility of emotionally intelligent leadership.* Nursing Research, 54 (1), S. 2–12.

Deutscher Bundestag (2010). *Antwort der Bundesregierung auf die Kleine Anfrage der Abgeordneten Jutta Krellmann, Kathrin Senger-Schäfer, Diana Golze, weiterer Abgeordneter und der Fraktion DIE LINKE. Drucksache 17/2768. Mindestlohn in der Pflegebranche.* Online unter: http://dip21.bundestag.de/dip21/btd/17/028/1702844.pdf (16.01.2014).

Deutscher Bundestag (2012). *Antwort der Bundesregierung auf die Kleine Anfrage der Abgeordneten Beate Müller-Gemmeke, Elisabeth Scharfenberg, Markus Kurth, weiterer Abgeordneter und der Fraktion BÜNDNIS 90/DIE GRÜNEN. Drucksache 17/9230. Ortsübliche Vergütung und Mindestlohn in der Pflegebranche.* Online unter: http://dipbt.bundestag.de/dip21/btd/17/093/1709338.pdf (16.01.2014).

Deutscher Gewerkschaftsbund (DGB) (2008). *Arbeitsqualität aus Sicht von Altenpfleger/innen. Ergebnisüberblick DGB-Index Gute Arbeit 2007/08.* Online unter: http://www.verdi-gute-arbeit.de/upload/m49d5ce44bfd30_verweis1.pdf (16.01.2014).

Deutsches Institut für Medizinische Dokumentation und Information (DIMDI) (Hrsg.) (2011). *Internationale statistische Klassifikation der Krankheiten und verwandter Gesundheitsprobleme. 10. Revision – German Modification.* Köln: Deutscher Ärzte-Verlag.

Dibelius, O./Uzarewicz, C. (2006). *Grundriss Gerontologie. Pflege von Menschen höherer Lebensalter.* Band 18. Stuttgart: Kohlhammer.

Dichter, M./Galatsch, M./Schmidt, S. G./Hasselhorn, H. M. (2009). *Die Veränderung der selbstberichteten Gesundheit und Arbeitsfähigkeit von beruflich Pflegenden vor und nach dem Einrichtungswechsel – Ergebnisse der NEXT-Studie. 7. internationale Konferenz Pflege und Pflegewissenschaft „Pflege – wozu und wohin?"* Online unter: http://www.next.uni-wuppertal.de/download.php?f=703a1c9f9f3d502587d2ae99fa745fa2 (16.01.2014).

Domnowski, M. (2010). *Burnout und Stress in Pflegeberufen.* Hannover: Brigitte Kunz.

Dorschner, S./Meussling-Sentpali, A./Schaefer, I. (2009). *„Wir tun unser Bestes ...", Pflegeprozess und Pflegequalität im subjektiven Erleben beruflich Pflegender.* In: Stemmer, R. (Hrsg.): Qualität in der Pflege – trotz knapper Ressourcen. Hannover: Schlütersche, S. 29–56.

Düx, H. (1997). *Lebenswelten von Menschen in einem Alten- und Pflegeheim – eine qualitative Untersuchung mit heuristischen Methoden.* Köln: Kuratorium Deutsche Altenhilfe.

Edelwich, J./Brodsky, A. (1984). *Ausgebrannt. Das Burnout Syndrom in den Sozialberufen.* Salzburg: AVM.

Ekert, B./Ekert, C. (2005). *Psychologie für Pflegeberufe.* Stuttgart: Thieme.

Eitner, C./Wallrafen-Dreisow, H. (2012). *Mitarbeiterorientierung in der Pflege am Beispiel der Sozial-Holding der Stadt Mönchengladbach GmbH.* In: Bettig, U./Frommelt, M./ Schmidt, R. (Hrsg.): Fachkräftemangel in der Pflege. Konzepte, Lösungen, Strategien. Heidelberg: medhochzwei, S. 229–257.

Engels, D./Pfeuffer, F. (2007). *Die Einbeziehung von Angehörigen und Freiwilligen in die Pflege und Betreuung in Einrichtungen. Forschungsprojekt des Bundesministeriums für Familie, Senioren, Frauen und Jugend „Möglichkeiten und Grenzen einer selbstständigen Lebensführung in Einrichtungen"* http://www.isg-institut.de/download/ISG-Bericht%20MuG4.pdf (16.01.2014).

Ernst, K. (2008). *Erfolgsfaktoren bei der Entwicklung von Pflegeheimen.* Hamburg: Ernst Igel.

Entzian, H. (1999). *Altenpflege zeigt Profil.* Weinheim/Basel: Weltz.

Entzian, H. (2003). *Der pflegerische Dialog braucht Fachlichkeit.* In: Caritasverband für das Bistum Magdeburg e.V. (Hrsg.): Altenpflege im Dialog. Ein Werkheft. Hannover: Schlütersche, S. 12–30.

Esslinger, A. S./Kellner, E. (2010). *Burnout bei Extremjobbern und Möglichkeiten der Prävention und Therapie im Rahmen der Work-Life-Balance aus Sicht von Unternehmen.* In: Kaiser, S./Ringlstetter, M. J. (Hrsg.): Work-Life-Balance. Berlin/Heidelberg: Springer.

Evangelische Heimstiftung GmbH/Konzept & Markt GmbH/Verlagshaus Vincentz Network (2010). *Deutscher Altenpflege Monitor. Passt Ihr Angebot auch morgen noch zur Nachfrage? Veränderung der Kundenwünsche aus fünf Jahren Deutscher Altenpflege-Monitor.* http://www.konzept-und-markt.com/tl_files/PDFs/Vortraege/Vortrag%20Veraenderungen%20der%20Kundenwuensche%20aus%20fuenf%20Jahren%20Deutscher%20Altenpflege-Monitor%20Juni%202010.pdf (16.01.2014)

Evers, W./Tomic, W./Brouwers, A. (2002). *Aggressive behaviour and burnout among staff of homes for the elderly.* International Journal of Mental Health Nursing, 11 (1), S. 2–9.

Faller, H. (2006). *Intensivmedizin.* In: Faller, H. /Lang, H. (Hrsg.): Medizinische Psychologie und Soziologie. Heidelberg: Springer Medizin, S. 214–216.

Fengler, J. (2002). *Helfen macht müde. Zur Analyse und Bewältigung von Burnout und beruflicher Deformation.* Stuttgart: Klett-Cotta.

Fengler, J. (2011). *Merkmale ausgebrannter Teams.* In: Fengler, J./Sanz, A. (Hrsg.): Ausgebrannte Teams. Stuttgart: Klett-Cotta, S. 16–41.

Fengler, J. (2011a). *Ausgebrannte Teams: Das 6-Faktoren-Präventionsmodell.* In: Fengler, J./ Sanz, A. (Hrsg.): Ausgebrannte Teams, Stuttgart: Klett-Cotta, S. 147–189.

Fischbeck, A./Rink, F. (2008). *Pflegestufen sicherstellen.* In: Kämmer, K. (Hrsg.): Pflegemanagement in Altenpflegeeinrichtungen. Hannover: Schlütersche, S. 185–208.

Fischer, L./Wiswede, G. (2002). *Grundlagen der Sozialpsychologie.* München: Oldenbourg.

Frerichs, F./Freundlieb, A./Krämer, K./Sporkel, M./Wienold, K. (2004). *Personalstrukturen, Arbeitsbedingungen und Arbeitszufriedenheit in der stationären Altenpflege. Abschlussbericht der Forschungsgesellschaft für Gerontologie (FFG) im Auftrag des Ministeriums für Gesundheit, Soziales, Frauen und Familie des Landes Nordrhein-Westfalen (MGSFF).* Düsseldorf: MGSFF.

Freudenberger, H. J. (1974). *Staff Burn-Out.* Journal of Social Issues, 30 (1), S. 159–165.

Freudenberger, H. J./Richelson, G. (1980). *Burn-Out. The High Cost of High Achievement.* Garden City/New York: Anchor Press.

Freudenberger, H. J./North. (2011). *Burn-out bei Frauen: Über das Gefühl des Ausgebranntseins.* Frankfurt: Fischer.

Fussek, C. (2002). *Lebensqualität und Würde pflegebedürftiger Menschen in Zeiten der Minutenpflege.* In: Boysen, T./Strecker, M. (Hrsg.): Der Wert der sozialen Arbeit. München: Herbert Utz, S. 21–36.

Galatsch M./Borchart, D./Müller, B. H./Schmidt, S. G. (2011). *Einstellung zur Altenpflege innerhalb des Gesundheitswesens in Deutschland und im internationalen Vergleich.* 3-Länderkonferenz Pflege & -wissenschaft. Konstanz, 18.09–20.09.2011. http://www.dbfk.de/VeranstaltungenBV/PraesentationenKonstanz2011/11.25-11.45-Galatsch-2011-09-20a.pdf (16.01.2014).

Gebert, D./Rosenstiel, L. von (2002). *Organisationspsychologie: Person und Organisation.* Stuttgart: Kohlhammer.

Gehlen, W. (2010). *Demenzen.* In: Gehlen, W./Delank, H.-W. (Hrsg.): Neurologie. Stuttgart/New York: Thieme, S. 262–270.

Glasberg, A. L./Eriksson, S./NorbergA. (2007). *Burnout and 'stress of conscience' among healthcare personnel.* Journal of Advanced Nursing, 57 (4), S. 392–403.

Glaser, J./Höge, T. (2005). *Probleme und Lösungen in der Pflege aus Sicht der Arbeits- und Gesundheitswissenschaften.* Dresden: Bundesanstalt für Arbeitsschutz und Arbeitsmedizin (BAuA).

Gnamm, E. (1995). *Was ist Altenpflege?* In: Köther, I./Gnamm, E. (Hrsg.): Altenpflege in Ausbildung und Praxis. Stuttgart: Thieme, S. 47–50.

Goesmann, C./Klatt, R./Lisakowski, A. (2011). *„Der Blick nach außen": Ist die Altenpflege so gut (oder schlecht) wie ihr Ruf?* In: Ciesinger, K.-G./Fischbach, A./Klatt, R./Neuendorff, H. (Hrsg.): Berufe im Schatten (BiS). Münster: LIT, S. 79–96.

Görgen, T. (2009). *„Blicke über den Zaun": Befunde zur Viktimisierung in stationären Einrichtungen.* In: Bundesministerium für Familie, Senioren, Frauen und Jugend (Hrsg.): „Sicherer Hafen" oder „gefahrvolle Zone"? Kriminalitäts- und Gewalterfahrungen im Leben alter Menschen, S. 480–491. Online unter: http://www.bmfsfj.de/RedaktionBMFSFJ/Broschuerenstelle/Pdf-Anlagen/Kriminalit_C3_A4ts-Gewalterfahrungen-Leben-alter-Menschen-langfassung,property=pdf,bereich=bmfsfj,sprache=de,rwb=true.pdf (16.01.2014).

Goldmann, M./Mütherich, B./Stackelbeck, M./Tech, Daniel (Hrsg.) (2003). *Projektdokumentation. Gender Mainstreaming und Demographischer Wandel.* Beiträge aus der Forschung, Band 132. Online unter: http://www.sfs-dortmund.de/odb/Repository/Publication/Doc%5C454%5Cbeitrag_aus_der_forschung_band_132.pdf (16.01.2014).

Goffmann, E. (2011). *Asyle – Über die soziale Situation psychiatrischer Patienten und anderer Insassen.* Frankfurt a. M.: Suhrkamp.

Graumann, C. F. (2003). *Eine historische Einführung in die Sozialpsychologie.* In: Stroebe, W./Jonas, K./Hewstone, M. (Hrsg.): Sozialpsychologie. Berlin/Heidelberg/New York: Springer, S. 3–24.

Gregersen, S./Dulon, M./Nienhaus, A./Nübling, M. (2010). *Psychosoziale Arbeitsbelastungen in der Altenpflege – Vergleich verschiedener Pflegegruppen mit anderen Berufsgruppen.* In: Nienhaus, A. (Hrsg.): Gefährdungsprofile, Unfälle und arbeitsbedingte Erkrankungen in Gesundheitsdienst und Wohlfahrtspflege. Landsberg: ecomed Medizin, S. 113–128.

Grond, E. (2007). *Gewalt gegen Pflegende: Altenpflegende als Opfer und Täter.* Bern: Huber.

Grond, E. (2009). *Pflege Demenzkranker.* Hannover: Brigitte Kunz.

Grunau, G. (2007). *Mobbing and Burnout: Are They Linked?* Walden University. Ph. D. Thesis.

Gusy, B. (1995). *Stressoren in der Arbeit. Soziale Unterstützung und Burnout.* München: Profil.

Hackmann, M. (Hrsg.) (2005). *Lehren und Lernen in der ambulanten Pflege.* Hannover: Brigitte Kunz.

Hämel, K. (2012). *Öffnung und Engagement: Altenpflegeheime zwischen staatlicher Regulierung. Wettbewerb und zivilgesellschaftlicher Einbettung.* Wiesbaden: VS.

Hasselhorn, H.-M./Müller, B. H./Tackenberg, P. (2002). *NEXT newsletter Nr. 1, 12/2002. Vorzeitiger Ausstieg aus der Pflege – ein zunehmendes Problem für den Gesundheitsdienst.* http://www.dnbgf.de/fileadmin/texte/Downloads/uploads/dokumente/Next-study_newsletter_1_dt.pdf (16.01.2014).

Hausmann, C. (2009). *Psychologie und Kommunikation für Pflegeberufe: Ein Handbuch für Ausbildung und Praxis.* Wien: Facultas.

Heckhausen, J./Heckhausen, H. (2006). *Motivation und Handeln: Einführung und Überblick.* In: Heckhausen, J./Heckhausen, H. (Hrsg.): Motivation und Handeln. Heidelberg: Springer Medizin, S. 1–8.

Hedderich, I. (2009). *Burnout. Ursachen, Formen, Auswege.* München: C. H. Beck.

Heidecker, B. (2007). *Prävention und Gesundheitsförderung in der Pflege – Das Bewusstsein der Pflegenden für deren Notwendigkeit und die erforderlichen Kompetenzen zur Umsetzung.* http://www.dbfk.de/download/download/ArtikelHeideckerPraeventionPflege2007-05-07.pdf (16.01.2014).

Heijden, B. van der/Kümmerling, A./NEXT-Studiengruppe (2005). *Das soziale Arbeitsumfeld von Pflegekräften.* In: Hasselhorn, H.-M./Müller, B. H./Tackenberg, P./Kümmerling, A./Simon. S. (Hrsg.): Berufsausstieg bei Pflegepersonal. Arbeitsbedingungen und beabsichtigter Berufsausstieg bei Pflegepersonal in Deutschland und Europa. Bremerhaven: Wirtschaftsverlag NW, S. 49–56.

Heinzelmann, M. (2004). *Das Altenheim – immer noch eine „Totale Institution“? Eine Untersuchung des Binnenlebens zweier Altenheime.* Göttingen: Cuvillier.

Herold, E. E. (2002). *Pflege in der eigenen Familie und Häuslichkeit aus der Sicht der betroffenen Menschen und ihrer Laienpflegepersonen.* In: Herold, E. E. (Hrsg.): Ambulante Pflege. Die Pflege gesunder und kranker Menschen. Band 3. Hannover: Schlütersche, S. 32–275.

Hien, W. (2009). *Pflegen bis 67? Die gesundheitliche Situation älterer Pflegekräfte.* Frankfurt a. M.: Mabuse.

Hillert A./Marwitz M. (2006). *Die Burnout Epidemie oder brennt die Leistungsgesellschaft aus.* München: C.H. Beck.

Hinterhuber, H. H. (2004). *Strategische Unternehmensführung. II. Strategisches Handeln.* Berlin: de Gruyter.

Höfert, R. (2006). *Von Fall zu Fall – Pflege im Recht. Rechtsfragen in der Pflege von A–Z.* Heidelberg: Springer.

Hölzer, R. (2003). *Burnout in der Altenpflege.* München/Jena: Urban & Fischer.

Hofmann, I. (2008). *Ekel.* In: Oelke, U. (Hrsg.): In guten Händen. Gesundheits- und Krankenpflege Band 3: Klientel und Rahmenbedingungen von Pflege. berufliche und persönliche Situation von Pflegenden. Berlin: Cornelsen, S. 713–722.

Hurrelmann, K. (2010). *Gesundheitssoziologie. Eine Einführung in sozialwissenschaftliche Theorien von Krankheitsprävention und Gesundheitsförderung.* Weinheim/München: Juventa.

Jaggi, F. (2008). *Burnout – praxisnah.* Stuttgart: Thieme.

Jana, M. (2004). *Auf dem Weg zu einer interkulturellen Altenpflege.* Düsseldorf, Heinrich Heine Universität. Diplomarbeit.

Jasper, B. M. (2006). *Gerontologie.* Hannover: Vincentz.

Jenull, B./Brunner, E./Ofner, M./Mayr, M. (2008). *Burnout und Coping in der stationären Altenpflege. Ein regionaler Vergleich an examinierten Pflegekräften.* Pflege, 21 (1), S. 16–24.

Juthberg, C./Eriksson, S./Norberg, A./Sundin, K. (2008). *Stress of conscience and perceptions of conscience in relation to burnout among care providers in older people.* Journal of Clinical Nursing, 17 (14), S. 1897–1906.

Kaatsch, H.-J. (2001). *Juristische Aspekte.* In: Löser, C./Keymling, M. (Hrsg.): Praxis der enteralen Ernährung. Indikationen, Technik, Nachsorge. Stuttgart/New York: Thieme, S. 138–147.

Kempe, P./Lindner, I./Sauer, M. (1992). *Ausbrennen – Burn-Out.* Abschlussbericht der Forschungsgruppe Gerontologie der Psychiatrischen Klinik des Universitätskrankenhauses Hamburg-Eppendorf für das Projekt Balint-Gruppen und TZ-Kurse zur Prophylaxe des Burn-Out bei Altenpflegerinnen. Stuttgart: Robert-Bosch-Stiftung.

Kennedy, B. R. (2005). *Stress and burnout of nursing staff working with geriatric clients in long-term care.* Journal of Nursing Scholarship, 37 (4), S. 381–382.

Kiehl, W. (2004). *Epidemiologie der Infektionskrankheiten (Infektionsepidemiologie).* In: Suttorp, N./Mielke, M./Kiehl, W./Stück, B. (Hrsg.): Infektionskrankheiten. Stuttgart/New York: Thieme, S. 2–13.

Kinzel, C. (2002). *Arbeit und Psyche. Konzepte und Perspektiven einer psychodynamischen Organisationspsychologie.* Stuttgart: Kohlhammer.

Kirchler, E./Rodler, C. (2008). *Motivation in Organisationen. Arbeits- und Organisationspsychologie.* Band 1. Wien: Facultas.

Klatt, R./Ciesinger, K.-G. (2012). *Wertschätzung von Altenpflege im Spiegel der öffentlichen Wahrnehmung.* In: Reichwald, R./Frenz, M./Hermann, S./Schipanski, A. (Hrsg.): Zukunftsfeld Dienstleistungsarbeit, Professionalisierung – Wertschätzung – Interaktion. Wiesbaden: Springer Gabler, S. 542–558.

Kleiber, D./Enzmann, D. (1990). *Burnout. Eine internationale Bibliographie.* Göttingen: Hogrefe.

Klein, T./Salaske, I./Schilling, H./Schneider, S./Wunder, E. (1997). *Altenheimbewohner in Deutschland: Sozialstrukturelle Charakteristika und die Wahl des Heimes.* Zeitschrift für Gerontologie und Geriatrie, 30 (1), S. 54–67.

Klie, T. (2012). *Kompetenzprofile professioneller Pflege alter Menschen.* In: Bettig, U./Frommelt, M./Schmidt, R. (Hrsg.): Fachkräftemangel in der Pflege. Konzepte, Lösungen, Strategien. Heidelberg: medhochzwei, S. 127–150.

Kneitschel, B./Philbert-Hasucha, S. (2008). *Ausbildungsguide: für die Altenpflege, Gesundheits- und Krankenpflege.* Heidelberg: Springer Medizin.

Körner, S. C. (2003). *Das Phänomen Burnout am Arbeitsplatz Schule.* Berlin: Logos.

Köther, I (1995). *Berufsbild Altenpflegerin/Altenpfleger.* In: Köther, I./Gnamm, E. (Hrsg.): Altenpflege in Ausbildung und Praxis. Stuttgart: Georg Thieme, S. 51–61.

Köther, I./Seibold, H. (2011). *Begleitung und Pflegen schwerkranker und sterbender Menschen.* In: Köther, I./Gnamm, E. (Hrsg.): Altenpflege in Ausbildung und Praxis. Stuttgart: Georg Thieme, S. 678–706.

Korczak, D./Kister, C./Huber, B. (2010). *Differentialdiagnostik des Burnout-Syndroms.* Health Technology Assessment (HTA)-Bericht Nr. 105. Köln: Deutsches Institut für Medizinische Dokumentation und Information (DIMDI).

Krall, H. (2008). *Dialogfeld der Supervision und Handlungsfeld der Praxis.* In: Krall, H./ Mikula, E./Jansche, W. (Hrsg.): Supervision und Coaching. Wiesbaden: VS, S. 125–132.

Kranich, M. (2011). *Gefühle in der Altenpflege, eine Sprachinhaltsanalyse nach Gottschalk-Gleser von Balint-Gruppen mit Mitarbeitern aus der Altenpflege zum Problembereich" Aggression und Gewalt".* Münster: LIT.

Krause, K. (2012). *Kooperation von pflegenden Angehörigen und beruflich Pflegenden in der ambulanten Versorgung demenzkranker Menschen.* Berlin: Logos.

Kreimer, R. (2004). *Altenpflege: menschlich, modern und kreativ.* Hannover: Schlütersche.

Krey, H. (2003). *Ekel ist okay.* Hannover: Brigitte Kunz.

Kruse, A.-P. (1987). *Die Krankenpflegeausbildung seit Mitte des 19. Jahrhunderts.* Stuttgart/ Berlin/Köln/Mainz: Kohlhammer.

Kruse, A./Kröhn, R./Langerhans, G. (1994). *Konflikt- und Belastungssituationen in stationären Einrichtungen der Altenhilfe und Möglichkeiten ihrer Bewältigung.* Stuttgart/Berlin/Köln: Kohlhammer.

Kruse, A./Schmitt, E. (1999). *Konfliktsituationen in Alten- und Pflegeheimen.* In: Zimber, A./ Weyerer, S. (Hrsg.): Arbeitsbelastung in der Altenpflege. Göttingen: Verlag für angewandte Psychologie, S. 155–169.

Küchenhoff, J. (2009). *Definitionen und Beziehungskonzept.* In: Küchenhoff, J./Mahrer Klemperer, R (Hrsg.): Psychotherapie im psychiatrischen Alltag: Die Arbeit an der therapeutischen Beziehung: Beziehungsarbeit: Die Arbeit an der therapeutischen Beziehung. Stuttgart: Schattauer, S. 2–11.

Kuhnert, S./Nienhaus, A. (2010). *Burnout bei Altenpflegekräften – Prävalenz, Ursachen und Interventionsansätze.* In: Nienhaus, A. (Hrsg.): Gefährdungsprofile, Unfälle und arbeitsbedingte Erkrankungen in Gesundheitsdienst und Wohlfahrtspflege. Landsberg: ecomed Medizin.

Kunz, K.-L. (2011). *Kriminologie: Eine Grundlegung.* Stuttgart: UTB.

Landtag Nordrhein-Westfalen (2005). *Situation und Zukunft der Pflege in NRW. Bericht der Enquête-Kommission des Landtags von Nordrhein-Westfalen.* http://www.landtag.nrw.de/portal/WWW/GB_I/I.1/EK/EKALT/13_EK3/ Abschlussbericht/Abschlussbericht_gesamt_Teil_1.pdf (16.01.2014).

Lanz, C. (2010). *Burnout aus ressourcenorientierter Sicht im Geschlechtervergleich: Eine Untersuchung im Spitzenmanagement in Wirtschaft und Verwaltung.* Wiesbaden: VS.

Lazarus, R. S./Folkman, S. (1984). *Stress, Appraisal and Coping.* New York: Springer.

Leppin, A. (2007). *Burnout: Konzept, Verbreitung, Ursachen und Prävention.* In: Badura, B./ Schellschmidt, H./Vetter, C. (Hrsg.): Fehlzeiten-Report 2006: Chronische Krankheiten. Heidelberg: Springer Medizin, S. 99–111.

Litzcke, S. M./Schuh, H. (2005). *Stress, Mobbing und Burn-out am Arbeitsplatz.* Heidelberg: Springer Medizin.

Lofffing, D./Loffing, C. (2010). *Mitarbeiterbindung ist lernbar.* Heidelberg: Springer Medizin.

Lütkefent, Y. (2003). *Flexible Dienstplanung in der Altenpflege.* Hannover: Schlütersche.

Malsburg, A. von der/Bessin, C./Rottländer, R./Isfort, M. (2012). *Empirische Ergebnisse aus dem Forschungsprojekt PflegeWert.* In: Fuchs-Frohnhofen, P./Isfort, M./ Wappenschmidt-Krommus, E./Duisberg, M./Malsburg, A. von der/Brauckmann, A./ Bessin, C. (Hrsg.): PflegeWert, Wertschätzung erkennen – fördern – erleben. Köln: Kuratorium Deutsche Altenhilfe (KDA), S. 104–129.

Markward, R./Münch, G./Zech, I. (1994). *Zur Geschichte der Krankenpflege.* In: Münch, G./ Reitz, J. (Hrsg.): Lehrbuch für Krankenpflege. Berlin/New York: de Gruyter, S. 709–731.

Marx, A. (2012). *Personalmarketing in der Pflege.* In: Schrader, M. (Hrsg.): Marketing Praktisch II. Norderstedt: Books on Demand, S. 242–259.

Maslach, C. (1978). *Job burnout – how people cope.* Public Welfare, 36 (2), S. 56–58.

Maslach, C./Jackson, S. E. (1981). *Maslach Burnout Inventory.* Palo Alto: Consulting Psychologist Press.

Maslach, C./Jackson, S. E. (1982). *Burnout in Health Professions: A Social Psychological Analysis.* In: Sanders, G. S./Suls, J. (Hrsg.): Social Psychology of Health and Illness. Hillsdale/New Jersey: Lawrence Erlbaum Associates, S. 227–254.

Maslach, C./Jackson, S. E. (1984). *Burnout in organizational settings.* Applied Social Psychology Annual, 5, S. 133–153.

Maslach, C./Schaufeli, W. B./Leiter, M. P. (2001). *Job Burnout.* Annual Review of Psychology, 52 (1), S. 397–422.

Maslach, C./Leiter, M. P./Lidauer, B. (2001a). *Die Wahrheit über Burnout. Stress am Arbeitsplatz und was Sie dagegen tun können.* Wien: Springer.

Maurer, J. T. (2009). *Zirkadiane Rhythmusstörungen.* In: Stuck, B. A./Maurer, J. T./Schredl, M./Weeß, H.-G. (Hrsg.): Praxis der Schlafmedizin. Schlafstörungen bei Erwachsenen und Kindern. Diagnostik, Differentialdiagnostik und Therapie. Heidelberg: Springer Medizin, S. 193–200.

Medizinischer Dienst des Spitzenverbandes Bund der Krankenkassen e.V. (MDS)/GKV-Spitzenverband (Hrsg.) (2009). *Richtlinien des GKV-Spitzenverbandes zur Begutachtung von Pflegebedürftigkeit nach dem XI. Buch des Sozialgesetzbuches.* http://www.mds-ev.org/media/pdf/BRi_Pflege_090608.pdf (16.01.2014).

Meffert, H./Bruhn, M. (2009). *Dienstleistungsmarketing. Grundlagen – Konzepte – Methoden.* Wiesbaden: Gabler.

Mehlan, S./Engels, D. (2011). *AIDA – Arbeitsschutz in der Altenpflege, Evaluationsbericht, Köln: ISG Institut für Sozialforschung und Gesellschaftspolitik GmbH.* http://www.isg-institut.de/download/AIDA_Bericht_Dezember%202011.pdf (16.01.2014).

Messer, B. (2004). *Tägliche Pflegeplanung in der stationären Altenpflege.* Hannover: Schlütersche.

Meyer, M. (2006). *Pflegende Angehörige in Deutschland – Überblick über den derzeitigen Stand und zukünftige Entwicklungen.* Hamburg: LIT.

Meyer, M./Stalluke, M./H./Weirauch, H (2011). *Krankheitsbedingte Fehlzeiten in der deutschen Wirtschaft im Jahr 2010.* In: Badura, B./Ducki, A./Schröder, H./Klose, J./Macco, K. (Hrsg.): Fehlzeiten-Report 2011. Berlin/Heidelberg: Springer Medizin, S. 223–384.

Meyer, M./Weirauch, H./Weber, F. (2012). *Krankheitsbedingte Fehlzeiten in der deutschen Wirtschaft im Jahr 2011.* In: Badura, B./Ducki, A./Schröder, H./Klose, J./Meyer, M. (Hrsg.): Fehlzeiten-Report 2012. Berlin/Heidelberg: Springer Medizin, S. 291–468.

Mettler von Meibom, B. (2007). *Gelebte Wertschätzung. Eine Haltung wird lebendig.* München: Kösel.

Ministerium für Bauen und Ländern des Landes Nordrhein-Westfalen (MBV NRW) (2005). *Wohnen im Alter. Neue Wohnmodelle in Nordrhein-Westfalen.* http://www.mbwsv.nrw.de/verkehr/strasse/Strassenverkehr/container/Wohnen_im_Alter.pdf (16.01.2014).

Ministerium für Gesundheit, Emanzipation, Pflege und Alter des Landes Nordrhein-Westfalen (MGEPA NRW) (Hrsg.) (2012). *Landesberichterstattung Gesundheitsberufe Nordrhein-Westfalen 2011. Situation der Ausbildung und Beschäftigung.* https://broschueren.nordrheinwestfalendirekt.de/herunterladen/der/datei/landesberichterstattung-gesundheitsberufe-2011-pdf/von/landesberichterstattung-gesundheitsberufe-nordrhein-westfalen-2011/vom/mgepa/1020 (16.01.2014).

Mötzing, G. (2010). *Tipps für die Arbeit in der stationären und teilstationären Altenpflege.* In: Mötzing, G./Schwarz, S. (Hrsg.): Leitfaden Altenpflege. München: Elsevier, S. 58–83.

Müller, E. (2001). *Leitbilder in der Pflege.* Bern: Huber.

Müller, H. (2004). *Arbeitsorganisation in der Altenpflege.* Hannover: Schlütersche.

Nabe-Nielsen, K./Tüchsen, F./Christensen, K. B./Garde, A. H./Diderichsen, F. (2009). *Differences between day and nonday workers in exposure to physical and psychosocial work factors in the Danish eldercare sector.* Scandinavian journal of work, environment & health, 35 (1), S. 48–55.

Nerdinger, F. W. (2011). *Psychologie der Dienstleistung.* Göttingen: Hogrefe.

Nerdinger, F. W. (2011a). *Dienstleistungstätigkeiten.* In: Nerdinger, F. W./Blickle, G./Schaper, N. (Hrsg.): Arbeits- und Organisationspsychologie. Berlin/Heidelberg/New York: Springer, S. 517–530.

Neubauer, H. (2009). *Die Pflege Sterbender im Spannungsfeld von Rechten und Pflichten.* In: Hänisch, I. von/Hohmann, E. (Hrsg.): Das gewöhnliche Sterben. Neue Wege der Pflege und Begleitung in Altenheimen. Berlin: Theodor Springmann Stiftung, S. 30–37.

Noelle-Neumann, E./Haumann, W. (2000). *Altenpflege, Beruf oder Berufung? Bericht über eine repräsentative Befragung von Altenpflegeschülern/innen zur Attraktivität vom Pflegeberuf.* Allenbach: Paul-Lempp-Stiftung.

Nölle, K./Goesmann, C. (2009). *Pflegen kann nicht Jeder! Wertschätzung für die (Alten-) Pflege.* http://www.berufe-im-schatten.de/data/forschungsstand_pflege_1.pdf (16.01.2014).

Nordam, A./Torjuul, K./Venke, S. (2005). *Ethical challenges in the care of older people and risk of being burned out among male nurses.* Journal of Clinical Nursing, 14 (10), S. 1248–1256.

Pfenninghaus, D. (2000). *Desillusionierung im Beruf, ein Konstrukt der Burnout-Forschung.* Marburg: Tectrum.

Pfleghar, M./Ehlers, S. (2006). *Berufskunde.* In: Menker, K./Waterboer, C. (Hrsg.) (2006): Pflegetheorie und -praxis. München: Elsevier, S. 2–73.

Pines, A. M./Aronson, E./Kafry, D. (2006). *Ausgebrannt. Vom Überdruss zur Selbstentfaltung.* Stuttgart: Klett-Cotta.

Poschkamp, T. (2008). *Lehrergesundheit: Belastungsmuster, Burnout und Social Support bei dienstunfähigen Lehrkräften.* Berlin: Logos.

Pschyrembel (2011). *Klinisches Wörterbuch.* 262. Auflage. Berlin/New York: Walter de Gruyter.

Raddatz, G. (2007). *Burnoutprävention durch kohärente Persönlichkeitsbildung.* In: Raddatz, G./Peschers, B. (Hrsg.): Burnoutprävention in der Pflegeausbildung. München/Jena: Urban & Fischer, S. 27–52.

Rafnsdottir, G. L./Gunnarsdottir, H. K./Tomasson, K. (2004). *Work organization, well-being and health in geriatric care.* Work: A Journal of Prevention, Assessment and Rehabilitation, 22 (1), S. 49–55.

Rastetter, D. (2008). *Zum Lächeln verpflichtet. Emotionsarbeit im Dienstleistungsbereich.* Frankfurt a. M.: Campus.

Reichwald, R./Schipanski, A./Pößl, A. (2012). *Professionalisierung von Dienstleistungsarbeit und Innovationsfähigkeit in der Dienstleistungswirtschaft.* In: Reichwald, R./Frenz, M./Hermann, S./Schipanski, A. (Hrsg.): Zukunftsfeld Dienstleistungsarbeit. Professionalisierung – Wertschätzung – Interaktion. Wiesbaden: Springer Gabler, S. 21–43.

Reiners-Kröncke/Röhrig, S./Specht, H. (2010). *Burnout in der sozialen Arbeit.* Augsburg: Ziel.

Reschl-Rühling, G. (2004). *Personelle und organisatorische Umstrukturierung in Einrichtungen der stationären Altenpflege.* Münster: LIT.

Ringel, D. (2000). *Ekel in der Pflege.* Frankfurt a. M.: Mabuse.

Robert-Bosch-Stiftung (Hrsg.) (2001). *Pflege neu denken.* Stuttgart: Schattauer.

Robert Koch-Institut (RKI) (2005). *Altersdemenz.* Gesundheitsberichterstattung des Bundes. Heft 28. Berlin: Robert Koch-Institut.

Rösing, I. (2011). *Ist die Burnout-Forschung ausgebrannt?* Heidelberg: Asanger.

Rothgang, H./Müller, R./Unger, R./Klie, T./Göhner, A./Schumacher, B. (2012). *Themenreport „Pflege 2030". Was ist zu erwarten – was ist zu tun?* http://www.bertelsmann-stiftung.de/cps/rde/xbcr/SID-B4D915D0-82E5A4A6/bst/xcms_bst_dms_36979__2.pdf (16.01.2014).

Said, C. (2011). *Wundversorgung.* In: Köther, I./Gnamm, E. (Hrsg.): Altenpflege in Ausbildung und Praxis. Stuttgart: Georg Thieme, S. 777–809.

Scharnhorst, J. (2012). *Burnout – eine neue Volkskrankheit?* In: Berufsverband Deutscher Psychologinnen und Psychologen e. V. (BDP) (Hrsg.): Beiträge der Psychologie zu Prävention, Gesundheitsförderung und Behandlung. Berlin: Deutscher Psychologen Verlag, S. 31–39.

Schaufeli, W. B./Enzmann, D. (1998). *The Burnout Companion to Study and Practice. A critical analysis.* London/Philadelphia: Taylor & Francis.

Schilling, T. (2003). *Das Professionelle des Nicht-Professionellen.* In: Caritasverband für das Bistum Magdeburg e. V. (Hrsg.): Altenpflege im Dialog. Ein Werkheft. Hannover: Schlütersche, S. 55–74.

Schmid, A. C. (2003). *Stress, Burnout und Coping. Eine empirische Studie an Schulen zur Erziehungshilfe.* Rieden: Julius Klinkhardt.

Schmidbauer, W. (2002). *Helfersyndrom und Burnout-Gefahr.* München/Jena: Urban & Fischer.

Schmidbauer, W. (2009). *Das Helfersyndrom heute.* Psychologie Heute, 35 (2), S. 62–67.

Schmidt, K. H./Neubach, B. (2006). *Zusammenhänge von körperlichen und psychischen Beeinträchtigungen mit Fehlzeiten und der Fluktuationsneigung bei Altenpflegekräften.* Pflege & Gesellschaft, 11 (3), 267–274.

Schmidt, S. G./Palm, R./Dichter, M./Müller, B. H./Hasselhorn, H. M. (o. J.). *3Q-Studie, Zusammen erfassen, was zusammen gehört.* http://www.inqa.de/SharedDocs/PDFs/DE/Projekte/zusammenfassen-was-zusammengehoert-abschlussbericht.pdf?__blob=publicationFile (16.01.2014).

Schmitz, E./Leidl, J. (1999). *Brennt wirklich aus, wer entflammt war? Studie 2: Eine LISREL-Analyse zum Burnout-Prozess bei Lehrpersonen.* Psychologie in Erziehung und Unterricht, 46 (4), S. 302–310.

Schneekloth, U. (2006). *Hilfe- und Pflegebedürftige in Alteneinrichtungen 2005. Schnellbericht zur Repräsentativerhebung im Forschungsprojekt „Möglichkeiten und Grenzen selbständiger Lebensführung in Einrichtungen" (MuG IV).* http://www.bmfsfj.de/RedaktionBMFSFJ/Abteilung3/Pdf-Anlagen/hilfe-und-pflegebeduerftige-in-alteneinrichtungen,property=pdf,bereich=,rwb=true.pdf (16.01.2014).

Schneglberger, J. (2010). *Burnout-Prävention unter psychodynamischem Aspekt.* Wiesbaden: VS.

Schneider, C. (2005). *Gewalt in Pflegeeinrichtungen. Erfahrungen von Pflegenden.* Hannover: Schlütersche.

Schrijnemaekers, V. J./Rossum, E. van/Candel, M. J./Frederiks, C. M. et al. (2003). *Effects of emotion-oriented care on work-related outcomes of professional caregivers in homes for elderly persons.* The Journals of Gerontology Series B: Psychological Sciences and Social Sciences, 58 (1), S. 50–57.

Schröder, M./Birken, T./Hausen, A./Herms, I./Rieder, K. (2012). *Arbeitsstolz in Hotellerie und Seniorenzentrum: ein Vergleich.* In: Dunkel, W./Weihrich, M. (Hrsg.): Interaktive Arbeit. Wiesbaden: Springer Fachmedien, S. 291–310.

Schütze-Kreilkamp, U./Angenendt, G. (2010). *Helfer- und Burnout-Syndrom.* In: Angenendt, G./Schütze-Kreilkamp, U./Tschuschke, V. (Hrsg.): Praxis der Psychoonkologie: Psychoedukation, Beratung und Therapie. Stuttgart: Haug, S. 123–127.

Schulze, B./Rössler, W. (2006). *Burn-out Syndrom: Diagnose und Therapie in der klinischen Praxis.* In: Neurologie und Psychiatrie 4, S. 23–25.

Seel, M./Hurling, E. (2005). *Die Pflege des Menschen im Alter: Ressourcenorientierte Unterstützung nach den AEDL.* Hannover: Schlütersche.

Seibold, G. (2008). *Sozialpolitik für Menschen im fortgeschrittenen Alter im europäischen Vergleich an den Beispielen für Österreich, Deutschland, Dänemark und Großbritannien.* Norderstedt: Books on Demand.

Shinan-Altman, S./Cohen, M. (2009). *Nursing aides' attitudes to elder abuse in nursing homes: the effect of work stressors and burnout.* The gerontologist, 49 (5), S. 674–684.

Simon, M./Tackenberg, P./Hasselhorn, H.-M./Kümmerling, A./Büscher, A./Müller, B. H. (2005). *Auswertung der ersten Befragung der NEXT-Studie in Deutschland.* http://www.academia.edu/3014877/Auswertung_der_ersten_Befragung_der_NEXT-Studie_in_Deutschland (16.01.2014).

Simon, M. (2012). *Beschäftigte und Beschäftigungsstrukturen in Pflegeberufe. Eine Analyse der Jahre 1999 bis 2009. Studie für den Deutschen Pflegerat.* http://www.deutscher-pflegerat.de/dpr.nsf/E81BDA15113OEDFEC125796C003DEB66/$File/DPR_Prof.%20Simon_Besch%C3%A4ftigte%20und%20Besch%C3%A4ftigungsstrukturen%20in%20Pflegeberufen_Eine%20Analyse%20der%20Jahre%201999%20-%202009_120118.pdf (16.01.2014).

Sittler, E./Kruft, M. (Hrsg.) (2011). *Handbuch Altenpflege.* München: Elsevier.

Statisches Bundesamt (DESTATIS) (2011). *Pflegestatistik 2009. Pflege im Rahmen der Pflegeversicherung Deutschlandergebnisse.* Wiesbaden: Statisches Bundesamt.

Statisches Bundesamt (DESTATIS) (2012). *Verdienste und Arbeitskosten. Arbeitnehmerverdienste. 3. Vierteljahr 2012.* Fachserie 16, Reihe 2.1. Wiesbaden: Statisches Bundesamt. Online unter: https://www.destatis.de/DE/Publikationen/Thematisch/VerdiensteArbeitskosten/Arbeitnehmerverdienste/ArbeitnehmerverdiensteVj2160210123234.pdf?__blob=publicationFile (16.01.2014).

Stens, O. (2005). *Zum Helfen motiviert.* Freiburg (Schweiz): Academic Press Fribourg.

Stoldt, T.-R. (2012). *Neue Wege in der Pflege.* Welt, 01.07.2007. http://www.welt.de/print/wams/nrw/article107613697/Neue-Wege-in-der-Pflege.html (16.01.2014).

Stordeur, S./D'hoore, W./Vandenberghe, C. (2001). *Leadership, organizational stress, and emotional exhaustion among hospital nursing staff.* Journal of Advanced Nursing, 35 (4), S. 533–542.

Stordeur, S./D´hoore, W./Heijden, B. van der/Di Bisceglie, M. et al. (2005). *Führungsqualität, Arbeitszufriedenheit und berufliche Bindung von Pflegekräften.* In: Hasselhorn, H.-M./Müller, B. H./Tackenberg, P./Kümmerling, A./Simon. S. (Hrsg.): Berufsausstieg bei Pflegepersonal, Arbeitsbedingungen und beabsichtigter Berufsausstieg bei Pflegepersonal in Deutschland und Europa. Bremerhaven: Wirtschaftsverlag NW, S. 30–48.

Stuhl, T. (2006). *Primary Nursing in der stationären Altenpflege.* Hannover: Schlütersche.

Szyszka, P. (2004). *PR-Arbeit als Organisationsfunktion. Konturen eines organisationalen Theorieentwurfs zu Public Relations und Kommunikationsmanagement.* In: Röttger, U. (Hrsg.): Theorien der Public Relations. Grundlagen und Perspektiven der PR-Forschung. Wiesbaden: VS, S. 149–170.

TNS Infratest Sozialforschung (2011). *Abschlussbericht zur Studie „Wirkungen des Pflege-Weiterentwicklungsgesetzes". Bericht zu den Repräsentativerhebungen im Auftrag des Bundesministeriums für Gesundheit.* https://www.bundesgesundheitsministerium.de/fileadmin/dateien/Publikationen/Pflege/Berichte/Abschlussbericht_zur_Studie_Wirkungen_des_Pflege-Weiterentwicklungsgesetzes.pdf (16.01.2014).

Tooren, M. van den/de Jonge, J. (2008). *Managing job stress in nursing: what kind of resources do we need? Journal* of Advanced Nursing, 63 (1), S. 75–84.

Twenhöfel, R. (2007). *Die Altenpflege im Zugriff der Disziplinen. Paradoxien und Perspektiven.* Pflege & Gesellschaft, 12 (3), S. 210–226.

Udris, I./Frese, M. (1999). *Belastung und Beanspruchung.* In: Hoyos, C. G./Frey, D. (Hrsg.): Arbeits- und Organisationspsychologie. Weinheim: Beltz.

Urlaub, K. H./Kremer-Preiss, U./Engels, D. (2000). *Familiäre Kontakte und die Einbeziehung von Angehörigen in die Betreuung und Pflege in Einrichtungen.* Köln: Kuratorium Deutsche Altershilfe (KDA).

Vegchel, N. van/de Jonge, J./Meijer, T./Hamers, J. P. (2002). *Different effort constructs and effort–reward imbalance: effects on employee well being in ancillary health care workers.* Journal of Advanced Nursing, 34 (1), S. 128–136.

Voges, W. (2002). *Pflege alter Menschen als Beruf.* Wiesbaden: VS.

Wagner, P. (1993). *Ausgebrannt: Zum Burnout-Syndrom in Helfenden Berufen.* Bielefeld: Karin Böllert KT-Verlag.

Walter, U./Krugmann, C. S./Plaumann, M. (2012). *Burn-out wirksam prävenieren?* Bundesgesundheitsblatt, 55 (2), S. 172–182.

Wanken, C. (2007). *Palliativpflege in der stationären Altenpflege.* Hannover: Schlütersche.

Walenta, C./Kirchler, E. (2008). *Führung.* In: Kirchler, E. (Hrsg.): Arbeits- und Organisationspsychologie. Wien: Facultas, S. 411–486.

Weberg, D. (2010). *Transformational leadership and staff retention: an evidence review with implications for healthcare systems.* Nursing Administration Quarterly, 34 (3), S. 246–258.

Wiehl, R. (2004). *Karl Jaspers' Philosophie der Existenz als Ethik.* In: Weidmann, B. (Hrsg.): Existenz in Kommunikation: Zur philosophischen Ethik von Karl Jaspers. Würzburg: Königshausen & Neumann, S. 21–34.

Wiese, U. E. (2007). *Arbeitszeitgestaltung in der stationären Altenpflege.* Göttingen: V&R Unipress.

Wilkening, K./Kunz, R. (2003). *Sterben im Pflegeheim. Perspektiven und Praxis einer neuen Abschiedskultur.* Göttingen/Bristol: Vandenhoeck & Ruprecht.

Wingenfeld, K./Schnabel, E. (2002). *Pflegebedarf und Leistungsstruktur in vollstationären Pflegeeinrichtungen.* Düsseldorf: Landespflegeausschuss Nordrhein-Westfalen.

Wirsing, K. (2007). *Psychologie für die Altenpflege.* Weinheim: Beltz.

Wolke, R. (2006). *Qualität in der ambulanten Pflege – Betriebswirtschaftliche Perspektive.* Vortrag vom 14.06.2006 an der Hochschule Bremen. http://ebookbrowse.com/wolke-qualitaetsicherung-ambulant-1-pdf-d63934064 (16.01.2014).

Zaudig, M./Trautmann, D./Rupprecht, R./Sass, H./Joraschky, P./Möller, H.-J. (Hrsg.) (2006). *Therapielexikon. Psychiatrie, Psychosomatik & Psychotherapie.* Berlin/Heidelberg: Springer.

Zellhuber, B. (2005). *Altenpflege – ein Beruf in der Krise? Eine empirische Untersuchung der Arbeitssituation sowie Belastungen von Altenpflegekräften im Heimbereich.* Köln: Kuratorium Deutscher Altenhilfe (KDA).

Zenneck, H. U. (2008). *Thiemes Altenpflege in Lernfeldern.* Stuttgart: Thieme.

Zimber, A./Albrecht, A./Weyerer, S (1999). *Arbeitsbedingungen und Arbeitsbelastungen in der stationären Altenpflege.* In: Zimber, A./Weyerer, S. (Hrsg.): Arbeitsbelastung in der Altenpflege. Göttingen: Verlag für angewandte Psychologie, S. 185–199.

Zimber, A./Albrecht, A./Weyerer, S (2000). *Die Beanspruchungssituation in der stationären Altenpflege.* Pflege aktuell, 54 (5), S. 272–275.

Abbildungsverzeichnis

Tabellenverzeichnis

Sachwortregister

A

B

C

D

E

F

G

H

I

L

M

N

O

P

R

S

T

U

V

W

Z